U0202842

自闭症谱系障碍
儿童团体社交
游戏干预

主　编　李　芳
副主编　杨　萍　赵　娜

北京大学出版社
PEKING UNIVERSITY PRESS

图书在版编目 (CIP) 数据

自闭症谱系障碍儿童团体社交游戏干预 / 李芳主编 .—北京：北京大学出版社 ,2020.4

ISBN 978–7–301–26737–0

Ⅰ.①自… Ⅱ.①李… Ⅲ.①小儿疾病－缄默症－康复
Ⅳ.① R749.940.9

中国版本图书馆 CIP 数据核字 (2016) 第 001043 号

书　　　名	自闭症谱系障碍儿童团体社交游戏干预
	ZIBIZHENG PUXI ZHANG'AI ERTONG TUANTI SHEJIAO YOUXI GANYU
著作责任者	李　芳　主编
责 任 编 辑	李淑方
标 准 书 号	ISBN 978–7–301–26737–0
出 版 发 行	北京大学出版社
地　　　址	北京市海淀区成府路 205 号　100871
网　　　址	http://www.pup.cn　　新浪微博：@ 北京大学出版社
电 子 信 箱	zpup@ pup.cn
电　　　话	邮购部 010–62752015　发行部 010–62750672　编辑部 010–62767857
印 刷 者	河北滦县鑫华书刊印刷厂
经 销 者	新华书店
	720 毫米 ×1020 毫米　16 开本　21.5 印张　300 千字
	2020 年 4 月第 1 版　2020 年 4 月第 1 次印刷
定　　　价	58.00 元

前　　言

　　游戏是儿童的天赋本能,也是儿童认识一般事物、概念、自然与社会的重要途径,通过游戏,儿童可以与周遭的人、事、物产生互动。儿童在游戏中成长,在游戏中学习。在形式多样的游戏活动中,团体社交游戏凭借活动过程中更丰富的人际互动、模仿及演练机会等,对促进儿童社会交往能力的发展起到独到的作用。儿童在团体社交游戏中会去模仿他人的行为、与他人交流和沟通、了解别人对自身的评价、体会自己是团体或社会的一部分……由此获得社会知识、发展同伴友谊、学习交往策略并提高社交能力等。

　　自闭症谱系障碍(简称自闭症)儿童在社会沟通及互动方面的障碍,以及行为、兴趣及活动形态方面的局限、重复、刻板等问题,会导致他们游戏能力的发展落后于一般儿童,游戏或兴趣窄化,象征性游戏能力较差,喜欢重复、固定、仪式化的玩法,缺乏变化、创造及乐趣,并有较多怪异性行为,少与人产生社会互动,较难参与团体社交游戏。正因为这些特点,许多教师抱怨:"他们(自闭症谱系障碍儿童)参加不了团体游戏,根本没法与其他同学互动""即使把他拉进来,不一会儿他也会自己跑开去"……那么,自闭症谱系障碍儿童真的没办法进行团体社交游戏吗?研究证明,在自发情境下,自闭症谱系障碍儿童的游戏能力确实存在较大缺损,但如若能由成人或同伴提供社会性支持,由教师提供结构化的游戏情境、适当的游戏活动,并辅以恰当的干预策略,以渐进的方式引导他们进行游戏,自闭症儿童游戏的能力以及游戏的层次将能因此而获得改善和提升,其社会交往能力能进一步得到发展。

如此,进行自闭症谱系障碍儿童的团体社交游戏干预,并不意味着教师设计一项团体活动,然后直接把自闭症儿童"拉"进来,他们就可以很好地参与,而是需要做一系列的前期准备工作。首先,在干预之前需要对儿童进行详细的评估,以此获得儿童各项能力水平现状的信息,这是不可省略的步骤,否则后期的游戏活动不能匹配儿童现有水平,从而易导致他们"融不进"或"跑开去"。在评估的基础上,再设计详细的适合于儿童能力现状的团体社交游戏干预方案,包括团体社交游戏干预的目标、游戏规模和人员组成、游戏时长和频率、物理环境、游戏材料以及每次的具体游戏活动内容等。除此之外,必要时,可能还要为每个儿童单独做一些准备,如视觉提示卡、团体社交游戏之前的必要社交技巧训练等。另外,本书所涉及的团体社交游戏绝不是只让自闭症儿童互动,而是争取让儿童家长、儿童所在班级的老师、异质性同伴(非自闭症的特殊儿童或普通儿童)、兄弟姐妹以及社会志愿者等参与与支持,以促进自闭症儿童与更广泛的对象互动。当然,游戏过程中教师还需要运用自身的智慧以及专门针对自闭症儿童的各项干预策略,让儿童在快乐的游戏中进行体验、交流、沟通、互动……每次游戏完成后,还需要进行详细的记录,并定期进行评估,为后期的干预奠定基础。这样才是一个完整的团体社交游戏干预的过程。

按照上述思路,全书的架构如下:

第一章,团体社交游戏干预的理论基础——主要介绍有关游戏、社会交往的基础理论,重点在于使读者理解游戏对于自闭症儿童的意义以及为什么要使用团体社交游戏干预等。

第二章,团体社交游戏干预的主要目标——主要从注意力的管理,发展亲密关系,听从指令及模仿,表达需求、交流沟通,情绪的辨别、表达和管理,遵守社交规则和协调合作、处理冲突七个方面,介绍干预的主要目标。

第三章,团体社交游戏干预之前的评估——对评估的作用、流程以及内容进行介绍,并对评估结果进行综合和分析,为下一步制订具体的干预方案奠定基础。

第四章,团体社交游戏干预之前的准备——不仅对一般性的游戏规模和人员组成、游戏时长和频率、物理环境设置、游戏材料的准备等方面进行介绍,还重点提及必要时为每个儿童单独进行的准备,并建立相应的支持体系,以及设计恰当干预方案的方法。

第五章，团体社交游戏干预的策略——重点介绍针对自闭症儿童的团体社交游戏干预策略，如适度的支持和辅助，注重语言的描述，创设情境以引导儿童体会和扮演各种角色，依靠榜样的力量发展儿童自发行为，适当的重复和积极行为支持等。

第六章，团体社交游戏干预活动——围绕自闭症谱系障碍儿童的社会交往和互动，共设计了十二类游戏，其中每一类游戏例举了十个左右的具体游戏活动，这些游戏活动可直接使用，也可根据需要自行改编或重新设计。

第七章，团体社交游戏干预后的记录与评估——干预之后的记录和评估主要是为了了解干预是否有效，从而决定干预是否继续或调整。这是制订下一步干预计划的基础，但却是许多教师容易忽视的环节。这一章会具体介绍干预之后对儿童的行为表现及特殊事件进行记录和评估的方法和内容。

第八章，团体社交游戏干预案例——以一个完整的自闭症谱系障碍儿童团体社交游戏干预案例来说明整个团体社交游戏干预的过程、内容、方法及策略等。

本书由李芳、杨萍、赵娜设计编写思路与写作提纲，最后统一定稿。各章具体编写人员如下：第一章王长宏、赵娜、戚克敏；第二章周奕、赵娜；第三章杨萍；第四章赵娜、李芳；第五章傅君、常卓、王晶；第六章高柏兰、林庚英、胡琪珍、王长宏、傅君、吴凌雁、姜浩天、陈林琳、杨萍、李芳；第七章杨萍、李芳；第八章李芳。

这些作者绝大部分都是实际教学经验丰富的一线特殊教育老师,对自闭症谱系障碍儿童有很好研究,他们能于繁忙中抽出时间参与本书的写作,在此由衷地表示感谢!同时,还要感谢谭婷婷对本书进行的大量校对工作。

本书系天津市"十三五"特殊教育特色学科群(1351830301),天津市教育科学"十三五"规划课题;利益相关者视角下自闭症儿童融合教育及支持体系研究(BE4165)阶段性研究成果。

由于时间仓促,经验和水平有限,本书虽几易其稿,仍会有疏漏与欠妥之处,诚望各位读者和同仁不吝赐教!

李　芳

2019 年 8 月

目　　录

第一章　团体社交游戏干预的理论基础

　　鲁迅曾说过,游戏是儿童最正当的行为。儿童许多知识、技能的获得都源于游戏,游戏在儿童社会化进程中有着举足轻重的作用。然而,自闭症儿童由于在认知、情绪、行为等方面与正常儿童存在较大的差异,很多人因此认为他们不会游戏或不需要游戏。那么现实的状况是否如此? 鉴于此,本章从儿童游戏的概念、特征、种类及游戏对儿童发展的作用入手,着重结合自闭症儿童社会交往及其游戏的特征,论述团体社交游戏对自闭症儿童社会交往的意义。

一、儿童游戏及其特征

　　儿童游戏,是一种自发的、以直接获得快感为主要目的,且需有主体参与互动的活动。也就是说,儿童游戏是儿童自愿参加的,在游戏中,儿童能够从事自己喜欢的活动,自主支配控制自己的行为,并从中获得愉快的体验。游戏是儿童生活的一部分,是儿童认识世界的媒介。从儿童的角度而言,游戏主要有以下特征。

（一）游戏是儿童自主自愿的活动

游戏主要源于儿童本身的内驱力，而非外在的要求或奖励，是一种与生俱来的倾向。区别于成人游戏，儿童游戏的动机很单纯，是为了游戏而游戏，是自主自愿的活动。在游戏中，儿童可以不受限制，自主支配和控制自己的行为。儿童主动加入游戏中来，从而获得愉快的体验。

（二）游戏是以活动本身为目的的活动

在游戏中，儿童关注的是游戏的过程而非最终结果或外在目的。比如，儿童可以一遍又一遍地用积木搭造一个"炮楼"，每一次搭的方法都不同，但每搭成一次就不惜推倒重来一次，专注于搭"炮楼"的过程。问他为什么要这样时，他会回答"就是搭一个炮楼呀"，再问他为什么要搭"炮楼"，即游戏的目的究竟是什么时，他会告诉你"好玩啊"。也就是说，游戏没有外在强加的目的，游戏的目的就是游戏活动本身，即不断"重复"的过程。

（三）游戏是一种"令人愉快"的、有趣的活动

趣味性是游戏自身固有的特征。每种游戏都具有趣味性，正是游戏的这一特征给儿童的精神和身体带来了舒适、愉快的感觉，使他们喜欢游戏。在游戏中，儿童没有外在的限制，能够身心放松、积

极活动、充分表现自我,并且通过操作物品、模拟想象以及实践体验等方式满足自己的愿望,体验成功的乐趣和创造的喜悦。对儿童来说,游戏就是以愉悦为目的的有趣活动。如果失去了兴趣,游戏也就停止了。

(四) 游戏包含对儿童的积极约束

在游戏中,儿童并不是任意活动,而是会受到一系列积极约束。这种约束既包括遵守游戏的规则,也包括调整自己的行为,与他人达成和谐一致。虽然游戏中角色的不同会造成"地位"的不同,但是规则面前人人平等,儿童须遵循同样的规则,这些规则约束着儿童不是按他们的直接冲动,而是按游戏的需要去行动。当儿童的行为与游戏中的同伴不能取得一致时,他就会被排除在游戏之外,或是游戏被中断。正是因为有这些积极的约束,儿童才能够逐渐习得社会交往和社会互动的技能。

二、游戏对于儿童的意义

对于儿童而言,游戏可以促进他们对一般概念认知的发展,提高解决问题的能力,增强创造力,发展语言,增进社会交往技能,发展情感等,同时,游戏也可以帮助缓解儿童的心理压力,使他们健康成长。

（一）游戏可以促进儿童身体的生长发育

在游戏中,儿童身体各部位都处在积极的活动状态下。各种不同的游戏,使得儿童获得强度不同的身体活动,各种身体部位也得到活动,这不仅促进了儿童各种生理器官的发展,促进其骨骼和肌肉的成熟,同时还发展了儿童对基本动作的运用。另外,儿童在游戏中的情绪总是处于积极的状态,这种轻松愉快的心情对儿童身体健康发展有积极作用。

（二）游戏是促进儿童智力发展的有效手段

在游戏中,儿童可广泛接触各种不同的人、玩具和材料,这样通过自己的感知,儿童可以了解物体的性质、特征、用途等,使自己对周围事物的认识得以巩固和加深,同时获取各领域的新知识,并在外部动作操作和内部理解的心理活动中发展观察力、注意力和记忆力等。更为重要的是,在摆弄操作游戏玩具和材料的过程中,儿童会发现动作与物体间存在的相互作用和因果关系,从而发展出抽象思维的能力。因此可以说,游戏是儿童运用智慧的一种活动,是促进儿童智力发展的有效手段。

（三）游戏是儿童社会化的重要途径

游戏是个体早期社会性发展的重要途径,它使儿童获得更多适应社会环境的知识和处理人际关系的技能。亲子游戏是成人与儿童最初交往的典型形式。在与成人共同的游戏中,儿童可以体会到成人的爱,形成对成人的进一步信任与依恋,并发展出对社会性交往的需求。在亲子游戏的基础上,儿童通过其他游戏逐渐形成对其他儿童的注意和交往兴趣,逐步学会与他人互动,建立良好、协调的关系,与伙伴建立友谊,并学习从他人的角度看问题,从而更进一步地促进自身社会化的发展。

(四) 游戏可以丰富和深化儿童的情感

游戏是一种令人轻松、愉快、充满情趣的活动,它不仅能够给儿童带来快乐,而且也可以丰富和深化他们的情感,从而陶冶他们的性情。比如,游戏中没有强制的目标,儿童通过积极主动的活动,使得需要与愿望得到满足,便容易产生快乐、欢笑、自信等积极的情绪。游戏还以儿童能接受的方式,帮助他们宣泄焦虑、恐惧、气愤和紧张等负面情绪,从而减轻或克服不良心理。另外,在游戏中,儿童通过处理人物关系、体验角色情感来认识和感受他人的情绪,从而增强同情心和道德感。

三、儿童游戏的种类及发展

由于标准或参照系不同,儿童游戏的分类也不同。这里主要介绍两种分类:一是以皮亚杰(Piaget)理论为代表的,以认知发展为依据的分类;二是以帕顿(Parten)研究为代表的,以社会性发展为依据的分类。

(一)以认知发展为依据的游戏分类

皮亚杰根据游戏与认知发展的关系,把游戏分为感觉运动游戏、象征性游戏、结构性游戏和规则性游戏四类。

1. 感觉运动游戏

感觉运动游戏是儿童成长中最早接触的一种游戏形式,一般出现在儿童出生到2岁这一阶段。儿童主要是通过感知和动作来认识环境和与人交往的,他们的游戏最初是以自己的身体为游戏的中心,进而逐渐开始摆弄与操作具体物体,并不断练习已有动作,从简单的、重复的练习中尝试发现、探索新的动作,从而使自身获得发展。在反复的、成功的摆弄和练习中,儿童得以探索不同的人和事物,了解相关特性,从而获得愉快的体验。该游戏的主要表现形式为徒手游戏或重复的操作物体的游戏。

2. 象征性游戏

象征性游戏是2～7岁学前儿童最典型的游戏形式。象征性游戏是一种通过想象来赋予现实物体、环境以及人物以新的含义的游戏。通过物件替代,将玩具或物件想象成另外一种东西来使用,例如,将手指想象成电话等;或者是赋予物件想象的特质去进行游戏,例如,将瓶盖想象成装满热水的水杯,儿童不小心碰倒水杯,就做出被烫到的动作;或者想象一些情景,例如,想象自己去海滩游泳等。游戏的主要特征是模仿和想象,角色游戏是其主要的表现形式。象征性游戏根据儿童年龄发展的特点划分为:儿童 1.5 岁时能模仿日常活动,做简单的象征性游戏,如抱婴儿、打电话等;3 岁时能于游戏中想象出人物及物品;4 岁时能装扮及做角色扮演等活动。

3. 结构性游戏

结构性游戏是指利用各种结构材料或玩具进行建构的活动,它要求儿童通过动作及感官的配合,来完成一次制作行为。结构性游戏可以发展儿童的手眼协调能力,增强其记忆力,培养其独立能力。儿童可学习物件的不同特性,建立物件概念,通过完成具体的工序,获得自我形象及成就感。结构性游戏大致发生在儿童 2 岁左右,儿童 3 岁左右能进行穿珠及搭建简单的积木等游戏,3 岁以上时,可以利用物件做有组织、有成果的游戏,并达到创作的目的,例如,用积木搭房子、做剪贴游戏、用黏土塑像等,儿童不再仅满足于按照既有规定进行操作,而是会进行想象和创作。

4. 规则性游戏

规则性游戏是指两个以上的游戏者在一起按照事先规定的规则进行的、具有竞赛性质的游戏。儿童要能遵守游戏规则,明白轮次及分享的概念。规则性游戏可练习轮次、等候及其他社交游戏技巧。儿童从中体会输赢,形成遵守口令及非口语指令、规则等能力。

其年龄发展特点为:5～6 岁儿童能参与复杂规则的游戏,例如纸牌游戏、抢凳子的游戏等;8～12 岁儿童能站在别人的立场上看问题,此时的游戏以有规则的竞赛性游戏为主,有输赢比较,如打球比赛、下棋等。

(二) 以社会性发展为依据的游戏分类

美国学者帕顿根据儿童在游戏中的社会性参与水平将游戏分为六种类型:无所事事、旁观,独自、平行、协同与合作游戏。他认为,儿童之间的社会性互动会随着年龄的增长而增加。在早期年龄段,独自与平行游戏占优势,而到了学前晚期,协同与合作游戏逐渐占据主导地位。

1. 无所事事

儿童行为没有明确的目的,整个活动中目光四处飘移,注视身边碰巧使他感兴趣的事物。如果没有能够吸引其注意的事物,儿童就会不停地做一些小动作,如摆弄自己的肢体、揉捏自己的衣服等,或在椅子上不停地爬上爬下,或走来走去,有的也会固定在某一个位置上,但眼睛却不停地东张西望。

2. 旁观

儿童大部分时间都是在观看其他儿童做游戏,注视着整个游戏活动或某个(某几个)儿童的动作,倾听他们之间的对话,偶尔也会适时针对自己感兴趣的话题提出建议或看法。与无所事事不同的是,旁观者的观察对象已经具有明确的指向性。并且,为了更好地观察及倾听,旁观者通常会站在离游戏场景较近的位置,但是在行为上并不介入他人的游戏。

3. 独自游戏

在独自游戏中,儿童独自一人在某个位置玩游戏,所使用的玩具与旁边伙伴的不同,并且视线只专注于自己手中的玩具,而不关注其他伙伴在玩什么,不和他们有任何的交谈,并且也没有做出接近其他儿童的尝试。

4. 平行游戏

在平行游戏中,儿童仍是独自在玩,不过玩的玩具却与旁边的伙伴相近,同时,该儿童与他们没有语言或非语言的沟通与交流。如果一个人离开,另一个人还会继续玩。

5. 协同游戏

在协同游戏中,儿童同处一个游戏集体中,进行着相似但不一定相同的活动,在游戏中时常会发生相互借或还玩具的境况,游戏双方开始有了短暂的沟通与交流,但是整个活动没有明确的目标,儿童依然以个人的兴趣为主,按照自己的意愿进行游戏活动。

6. 合作游戏

整个合作游戏活动已经有了明确的、共同的活动主题和目标,依据目标制订了比较详细的活动计划,并进行了比较具体的分工安排。整个游戏不再是个人独自的活动,而是通过游戏者相互之间的合作并经过一定的努力达成游戏目标。在游戏中还会根据需要设置"领导者"的角色。如在"过家家"游戏中,领导者在游戏之初会为每个儿童安排不同的任务,如"做饭""打扫卫生""带宝宝"等。

四、自闭症儿童社会交往的特点

自闭症儿童的社会交往障碍和沟通缺陷严重影响了他们的社会生活,无论是在亲子互动还是同伴交往中,他们都较难与人建立正常的社会交往关系。自闭症儿童社交行为的具体表现与个体的差异性和个体的障碍程度有密切联系。自闭症儿童的社会交往主要有以下几个特点。

(一)缺乏目光对视

眼睛是心灵的窗户,众多的信息尤其是情绪、情感等社会性信息都可以通过眼睛的注视交互传递。临床观察发现,自闭症谱系障碍儿童不善于追寻他人的目光,缺乏对他人眼睛的注视,这些症状也经常被作为早期识别自闭症儿童的重要标准。这样的视觉注意特点导致自闭症儿童在与他人讲话的时候,没有目光的对视,即使在一起玩推球游戏,他们也不会和他人对视,而大多用余光来完成游戏。在实际的交往中,合乎社会规范的交往技巧往往要求我们在与别人交谈时,要看着对方的眼睛,如果不这样就是不礼貌的表现。

因此,目光对视的缺乏影响了自闭症儿童与其他人的沟通与交往。

(二)注意转移困难

神经心理学家通过研究指出,自闭症儿童可能是由于执行功能存在缺陷,或者中央统合能力较弱(其特点是偏好细节而非整体),其注意转移能力往往较差。因此,一旦从事一项自己很喜欢的活动,他们的注意力就很难被转移。对熟悉事物的偏好也会造成他们注意转移的困难。自闭症儿童常常会过分关注之前熟悉的事物,而回避陌生的感官刺激。

【案例1-1】

在一节主题是"快乐的儿童乐园活动"的班会课上,教师让学生说一说自己在儿童乐园中都看到了什么。其中一个学生说"秋千",教师问:"还有其他的吗?"那个学生回答:"没有了。"这是因为在他家楼下的游乐场中有一个秋千,平时去游乐场玩的时候他就喜欢荡秋千。而在当天的儿童乐园活动中,当其他同学四处玩得不亦乐乎的时候,他却一直在看别人荡秋千,因此在他的记忆中也只保留了秋千的印象。

(三)缺乏共同社交注意

共同社交注意指的是在社交活动中,当事人双方通过彼此提供的语言、目光、姿势、动作等信号,调整自己的注意指向,从而达到共同对某一对象或事物加以注意的行为。普通儿童一般在出生后10个月左右就具备了共同注意的能力。当看到一个小动物的时候,他们会用手指向动物,嘴里发出"嗯、嗯……"的声音,试图让别人也关注他的注意。与普通儿童相比,自闭症儿童在共同注意方面却显示出明显的障碍。当自闭症儿童非常想得到某种食物或玩具的时候,他们不会向其他人发出指向性动作,或者任何的声音信号,而只是将视线锁定在事物上,以表达自己的内心需求。

(四)模仿技能差

模仿是儿童的天性,入学前,普通儿童的多数行为大都源于对他人的模仿,包括语言、认知、社会交往等方面,这其中,儿童的主动模仿占据主要的成分。对于自闭症儿童,其社会交往、语言及认知方面的缺陷导致他们的模仿能力与普通儿童相比较差,很多家长或教师经常抱怨:"别说是让他们自己去学,就是要求他们跟着做或说,他们都根本不理睬。"在语言学习方面,有的自闭症儿童可能已经具有了初步的仿说能力,但在社会交往中经常会出现"鹦鹉学舌"的、让人啼笑皆非的状况。如妈妈指着一位朋友说:"宝贝,叫阿——姨——",儿童也会跟着说:"宝贝,叫阿——姨——。"

(五)操弄物件的方式刻板

刻板是自闭症儿童另一显著的特征。在生活和学习中,他们总是表现出很多让人觉得怪异的行为,如玩手指、抠裤子边、咬衣服、依赖特定物品、重复操作某个物品——有的儿童喜欢将积木一层层地垒高,垒高后又将它推倒,一遍一遍循环往复等。这类行为没有明确的目的和功能,却严重困扰着自闭症儿童,使他们难以融入正常的生活与学习中。

【案例 1-2】

明明外出吃饭的时候,总喜欢摆弄碗筷,喜欢将餐具按照碗在碟子上,然后是筷子、水杯的顺序摆放。当看到别人把餐具摆放的顺序打乱后,他总是迫不及待地把餐具按顺序摆好,搞得大家很尴尬。多次以后,爸爸妈妈再也不敢带明明外出吃饭了。

(六) 无法回应同伴发起的社交互动

自闭症儿童由于缺乏必要的人际交往技能,多数只能进行单向沟通,很难做到一来一往、一问一答的互动沟通。当同伴向他们表达交往意愿的时候,他们或无法"理解"别人的交往意图,对同伴总是以"不理睬"的态度回应,或只是按照自己的方式"喋喋不休",这很难被普通儿童所理解,导致交流难以持续。交流的中断导致自闭症儿童难以获得足够的与普通儿童交往的体验,进一步影响了他们的社会交往能力。

(七) 缺乏运用非语言行为进行交往的能力

自闭症儿童在语言表达上存在缺陷,在非语言交流上也同样存在障碍。对于身体动作、体态、语气语调等非语言交流的方式，自闭症儿童大多都是通过简单的机械模仿学到的，很难理解非语言交流背后的意思，因此在运用上存在明显的障碍。

除此之外，自闭症儿童缺乏面部表情，也很难识别他人的面部表情。例如，一位自闭症儿童的家长说，每次只有在他生气的时候，孩子才会觉察到，才会表现出紧张、害怕的情绪，而其他的感受孩子都不关心。

五、自闭症儿童游戏的特征

自闭症儿童在游戏时，会有很多不同于普通儿童游戏的特殊玩法，了解这些游戏玩法的共性特征，并认真分析背后的真实需求，可为后期的游戏干预提供很大的帮助。

（一）自闭症儿童缺乏游戏意向

自闭症儿童与其他人一起游戏的意欲低，尤其是做同伴游戏。他们较少加入别人的游戏与他人合作玩耍，也很少参与简单的小组游戏，而更喜欢自己闲逛。他们不愿意与其他儿童交流，也较少从旁观察别人游戏，除非游戏中有非常吸引他的事物。在团体社交游戏中，或为了某个目的需要自闭症儿童参与的时候，他们需要被叫很多遍，才很不情愿地过来被动加入，较短时间后又会独自离开。

(二) 偏爱独自的练习性游戏

有研究结果表明,是否有同伴在场对自闭症儿童的行为没有多大影响。与他们经常联系的是物体而不是同伴,他们喜欢玩弄物体,胜过于与同伴之间的交往。在没有规定活动的场景下,他们经常出现独自的重复行为,例如自己在角落里玩弄手指等。而且他们会强烈抵触他人参与他们的活动。一起游戏时,自闭症儿童也会出现较多的问题行为。如大家一起玩彩虹伞,在游戏的开始,他没有按照规则将彩虹伞掀起,而是脱掉鞋子直接站在彩虹伞里面翻滚,自己玩自己的。他们的游戏带有操作明显可重复、结果可预测、游戏情节简单、顺序固定、对生理快感的追求清晰和游戏的内容与形式单一等特点,且游戏活动中也较少或完全没有语言交流和社交技巧的参与。

(三) 很少参与象征性游戏

自闭症儿童缺乏象征性游戏的能力。跟同龄儿童相比,自闭症儿童进行的自发性象征游戏要少得多,同时其游戏的内容缺乏复杂性和灵活性,显得简单、重复和刻板。即使自闭症儿童在有成人引导的条件下能够发起或产生类似象征性游戏的行为,与其他儿童相比,他们的象征行为也仍然存在着明显的缺陷。他们更喜欢固着于玩具原本的意义,比如拨浪鼓就是用来摇着玩的,而不是一个"遥控器"。

15

（四）在模仿他人的动作、行为等方面存在较多困难

模仿能力是社会交往能力发展的基础，许多社会交往技能都是通过模仿他人的行为习得的。自闭症儿童模仿能力较差，也较少出现自发性的模仿行为。例如，让自闭症儿童模仿教师，将不同形状的积木按照形状分类放置在盒子里，起初他们可能不会自发地模仿，而需要教师手把手地进行辅助。他们经过长时间的训练，可以完成简单的模仿动作，在模仿复杂一些的一连串动作时可能又会出现困难。相对于模仿他人，他们更喜欢以自己的方式行事。例如，体育课上，教师做出动作让自闭症儿童模仿，在没有辅助的情况下，自闭症儿童可能会按照自己的方式前后摇晃，对于教师的动作示范不予理睬。

（五）玩玩具的方式刻板、缺乏变化

自闭症儿童由于缺乏创造力与想象力，往往坚持重复、刻板的游戏模式，常用同一种或自己喜欢的方式玩玩具。积木是儿童喜欢的一种玩具，普通儿童可以借助自己的想象用积木搭房子、车子等自己喜欢的造型，但是多数自闭症儿童只能机械地按照积木的大小或形状将积木排成一排，并且对别人的指导置之不理，而对这种单调重复的摆弄方式乐此不疲，玩几个小时都不厌烦。另外，自闭症儿童不理解玩具被赋予的意义，这也导致他们玩玩具的方式刻板。

"彩虹塔"(一种玩具)主要是帮助儿童认识套环的大小、颜色和形状,但是经常被自闭症儿童拿来作为旋转的玩具,看着环一圈一圈地旋转,自闭症儿童往往兴奋不已。

六、游戏对于自闭症儿童社会交往能力发展的意义

游戏是儿童认识一般事物、概念、自然与社会的途径,也是儿童的天赋本能。通过游戏,儿童与周遭事物产生互动,儿童在游戏中学习,在游戏中成长。对于自闭症儿童来说,游戏除了有上述作用以外,更重要的还有促进其社会交往发展的意义。诸多的实证研究证明,游戏可以提升自闭症儿童的社会性游戏层次,降低不适当社会互动行为出现的频率,提升社会互动能力,增进部分的口语沟通功能等。

(一) 在游戏中自闭症儿童可以直接习得社交技能和社交规则

社交障碍是自闭症儿童最核心的特征之一。这种障碍导致自闭症儿童无法发起和回应同伴发起的社会互动,无法对他人的情感做出回应等。这种障碍妨碍了自闭症儿童与普通儿童的交往,导致他们被同伴拒绝、产生社交焦虑等,严重影响了其社会性的发展。而游戏多是群体性的活动,是需要每个儿童的参与与合作才能完成共同的目标,这就不可避免地产生人际互动。正如福禄贝尔

(Frobel)所说:"游戏是人的整个生活、人和一切事物内部隐藏着的自然生活的样品和复制品。"游戏的可调控性特点为伴随严重社交焦虑的自闭症儿童提供了与同伴沟通的机会,从而使他们练习如何倾听他人的谈话、如何与人进行良好的沟通、如何表达自己的需要、如何拒绝别人的不合理要求、如何表达对同伴的赞美及回应对同伴的赞美等。可调控性特点还为自闭症儿童提供了合作的机会,从而使他们练习如何共同商讨、互相合作、互相配合等。游戏的可调控性特点还为自闭症儿童提供了处理人际冲突的机会,从而使他们练习如何协调人际关系、解决矛盾冲突等。儿童在这些活动中可习得社交技能、练习社交规则,从而促进其社会交往能力的发展。

(二)游戏使自闭症儿童了解事物以及感受之间的联系

由于受到其兴趣、注意特点的限制,自闭症儿童除了对自己感兴趣的事物注意力高度集中和持续兴奋之外,对其他事物往往视而不见。观察是儿童了解和认识事物的基础,缺乏或不持续地观察使自闭症儿童很难了解事物,更无法理解事物之间的联系和关系,这进一步加深了他们的认知障碍。游戏一般都具有一定的活动目标,在游戏中自闭症儿童不喜欢、不熟悉的事物可能会被纳入,作为游戏的材料呈现到他们面前。为了达到活动目标,自闭症儿童必须多次接触游戏材料,才能逐渐熟悉事物,逐渐对事物产生兴趣,才能初步了解多种事物之间的联系。

例如,在海洋球池的游戏中,教师从球池里拿出一个球,然后让学生从球池中找出与教师手中一样颜色的球,比一比谁找得最多。通过这样的游戏,儿童不仅认识到了教师手中球的颜色,并且还领悟到了颜色是教师手中的球和要从球池中找的球的共同点。

(三) 游戏可促进自闭症儿童语言沟通能力发展

自闭症儿童在语言理解和表达上存在障碍。他们有的不会说话,有的会说单字及个别的词,有的只会鹦鹉学舌式地说。很多自闭症儿童的语言是无意义的,如不停地重复广告词等,这些语言只是在单向沟通,很难形成双向互动。当自闭症儿童能通过有意义的、自发的游戏开始进行探索,就意味着他们为进行真正的沟通做好了准备。即使儿童只是简单地用手指一下他想要的物件,或是指一指自己,然后伸出手表示"我要",这就已经与他人产生了双向沟通。同时,这种行为也是一种语言行为,表示儿童已经有了沟通的意向。在游戏中,自闭症儿童也会慢慢摸索怎样的方式才能获得他想要的物件等,那么在这个过程中,儿童的语言、沟通能力就能得到提升。

【案例 1-3】

在"摘果子"游戏中,小康总是很着急,因为他每次都摘不到果子,看着树上的果子快被摘完了,他急得不得了。但小康尽量控制自己的情绪,因为他知道发脾气也得不到果子。过了一会儿,他会去拉教师或能力较强的同学,走到"树"前面,然后伸出手指着果子。教师说:"啊,小康想摘果子,你跟老师说摘——果——子。"小康点头,说道:"果子。"教师告诉他摘果子的方法,并辅助他摘下果子。

(四) 游戏可以整合自闭症儿童习得的社交技能碎片

通常在教授一个新技能时,我们都是单独地把某项技能列出来单独训练的。普通儿童可以通过自己的实践,将这些新技能整合成综合能力,但是自闭症儿童在整合这些技能碎片方面存在不足,他们所习得的技能很多都是孤立存在、没有联系的。而在游戏中,尤其是教师专门设计的游戏中,会涉及各项能力的综合运用,这就起到了将技能与概念的片段、碎片整合的作用。也就是说,游戏可以让自闭症儿童在安全和受支持的环境下综合练习新获得的技能,从而减少概念上和技能上的碎片。

(五) 游戏可促进自闭症儿童与同伴的关系发展

如前面所述,游戏多是群体性的活动,游戏活动增加了自闭症儿童与其他儿童沟通互动的机会。在游戏过程中,为了达成活动目标,自闭症儿童与其他儿童协同互助解决问题,促进了同伴之间合作关系的形成;并且,游戏发展了自闭症儿童观察他人社交行为以及与他人分享玩具及物品的能力,促使自闭症儿童学会理解他人的情绪,使其形成从他人的角度看问题的能力,这进一步促进了其与同伴关系的发展。

【案例 1-4】

自闭症学生阿毛,每次有好吃的都是吃"独食",有人向他要,他以各种方式拒绝。加入游戏后,阿毛与同伴交往得多了,每次游戏前教师都会让他发玩具。多次之后,教师试着让他分享自己喜爱的糖果、山楂片,虽然很多时候他是被动分享,但进步也很大了。

(六)游戏可以释放自闭症儿童过多的精力和能量

游戏要消耗较大的精力和能量,这对好动及专注力弱的自闭症儿童来说是尤为适用的。因为自闭症儿童许多常见的问题行为具有满足感官刺激、提高心理生理兴奋程度的功能,有一定激烈程度的游戏运动可达到同样的效果,而成为问题行为的替代行为。如经常有自闭症儿童上课时前后摇晃、下座位、走出教室,不能很好地在座位上静坐,对于这种精力旺盛的孩子,可以让其参加一些体能游戏,消耗他过多的精力和体力,降低课堂上问题行为的出现频率。

七、为什么要使用团体社交游戏干预

团体社交游戏对儿童尤为重要,因为这类游戏由复杂的角色系统构成,具有明确的群体目标和活动规则,并且同更广阔的社会背景融合在一起,所以它是一种真正的社会行为,儿童在其中进行着真正的社会交往互动。对于自闭症儿童来说,向他们提供团体社交游戏干预有以下原因。

(一)团体社交游戏为自闭症儿童提供一个可直接体验的缩略社会情境

团体社交游戏给儿童提供了一个获得自我成长和学习他人的缩略的社会情境,作为真实社会的缩影,这有助于儿童将新习得的技能与现实情境建立联系。自闭症儿童在团体社交游戏中能够学习新的技能,识别他人的角色,能够领悟和表达自己的情感。团体社交游戏让自闭症儿童有归属感、自在感和真实感。团体社交游戏会让自闭症儿童明白自己扮演的角色和他人角色的关联,在理解他人角色的同时,知道自己应该怎样去完成游戏。自闭症儿童在团体社交游戏情境中,拥有足够的线索,又能得到较充分的协助,这对提升自闭症儿童的人际互动能力具有相当重要的作用。这时的儿童不是依据某一个具体他人的期待,而是依据群体的整体期待来评价自己。

(二)团体社交游戏可以提供给自闭症儿童多方的社会互动

团体社交游戏中多方的社会互动正是自闭症儿童所缺乏的。儿童在团体社交游戏中,模仿他人的行为,开始了解别人对他的评价,体会自己是团体或社会的一部分。在团体社交游戏中,儿童会与各种群体发生关系,学习在不同的境遇中确定自己的角色地位,扮演好自己的社会角色,并了解他人的角色。团体社交游戏中,儿童之间互助、合作、分享等,可以产生一连串的互动,所以,团体社交游戏对于自闭症儿童社交能力的提升,对于自我、心灵的发展有着十分重要的作用。

【案例1-5】

小霖喜欢自己坐在角落的椅子上吃吃东西、发发呆,不喜欢别人打扰他。在前几次的团体社交游戏课上,教师邀请小霖加入游戏,小霖向后退缩并摆手说"不不不"。教师走到他面前伸出手邀请,小霖先是摆手说"不不不",看教师没有走的意思,他终于妥协加入游戏。在游戏中,小霖会模仿其他同学的身体动作,随着游戏的进行,慢慢地,在听到指令后,小霖由开始的不情愿,到逐渐能拉起同学的手,和同伴互动也慢慢变多了一些。

(三)团体社交游戏干预提供的资源更丰富

人的交往范围越广,越有利于拓宽自己的视野。团体社交游戏因为是多人参与,在交流信息、解决问题等方面可以为儿童们提供更多的观点,从而提供更多的资源,使得他们之间可以相互激发、相互学习。团体社交游戏能提供一个多元的学习环境,同伴们的激发,能帮助自闭症儿童更好地认识世界、认识社会。在团体社交游戏中,自闭症儿童可以享受游戏带来的快乐,可以接触各种不同类型的伙伴,体验各种前所未有的感受,拓展自己的经验范畴。例如:

玩猫捉老鼠的游戏,儿童能从中获得好与坏、善与恶、安全与危险、勇敢与懦弱、爱护与仇恨方面的感受。在游戏中,自闭症儿童慢慢熟悉规则,学习与他人合作,体验友谊、信任的意义,慢慢地学会团结互助,相互激发和学习,共同体验游戏带来的乐趣。这是个别治疗无法获得的效果。

(四)团体社交游戏干预有助于技能的迁移和泛化

团体社交游戏干预更加类似于真实生活,因此,儿童在团体社交游戏干预中获得的新技能也更容易迁移和泛化到团体之外的现实生活。儿童在团体社交游戏中,感受现实生活中的情景再现,在类似的情境下认识和调整,这样非常具有针对性。对于现实生活中很难解决的问题,也可以带到团体里一起解决。

【案例1-6】

放学前,教师会带坐校车的学生上厕所,自闭症学生小晴上完厕所,从不等其他同学,而是直接跑下去坐车,如果教师横加阻拦,她就会哭闹。经过多次团体社交游戏干预,小晴渐渐懂得:要等待同伴完成,才能结束游戏并取得胜利。几次课下来,这种行为也泛化到实际生活中,此后的小晴都会等最后一名同学上完厕所再排队坐车了。

(五)团体社交游戏治疗可以服务更多的儿童

特别是在学校环境的特殊考量下,团体模式也许是利用时间及资源最有效的模式。随着自闭症儿童数量逐年增长，各地方特殊教育学校也越来越重视这一群体，很多特殊学校开设了自闭症个训课，通过个训课提升自闭症儿童的认知、语言、沟通及社会交往能力。但是由于特殊教师人数有限，教师承担的课时量较大，所以个训课开设的节数较少，从而无法满足大多数自闭症儿童的康复需求。在这种情况下，团体社交游戏比较适合在学校的环境下进行，可操作性强，教师可以利用大课间、游戏课等时间，对自闭症儿童进行团体社交游戏干预，这样既有针对性，又能满足自闭症儿童的康复需要，从而提升自闭症儿童的社会交往能力。此外，团体社交游戏干预也适合于幼儿园、训练机构等。

总之，对于自闭症儿童来说，团体社交游戏是非常重要的活动。在游戏中，他们能快乐地体验与互动。当然，具体的团体社交游戏干预形式还需要根据自闭症儿童的特点来进行设计。

第二章　团体社交游戏干预的主要目标

进行团体社交游戏干预可以达到很多目标,本章所论述的目标主要集中于社会交往方面。在每一个标题列出的宽泛的大目标的基础上,我们还列出了若干小目标。当然,具体的目标还需要根据儿童的评估结果为其单独制定。

一、注意力的管理

团体社交游戏干预的首要目标是帮助自闭症儿童学会管理注意力,这是儿童进行其他活动的基础。一个人良好的注意力管理是在需要时能将注意力集中在特定的事物上,或是能敏感地意识到自己的注意力是否集中,并且在自己的注意力不能集中时,能自主选择一种恰当的方式调整自己的注意力。

自闭症儿童在集体中表现出的注意力管理问题很多。如他们在选择适当的注意客体、维持合适的注视时间以及在主客体之间切换注意力等方面均有困难。他们只重复地注意熟悉的事物,却对新异的事物缺乏注意和好奇。他们可能更持久地注意事物的局部信息而忽视整体信息。他们的注意在内容、持续时间和强度上都不同于普通儿童。如案例 2-1 中,每个自闭症儿童注意力表现有差异。

【案例 2-1】

教学日记

刚开始接手自闭症班的集体社交游戏课时,我感到有困难,因为课上学生各自做各自的事情,有不停画画的,有不停涂颜色的,有不停喃喃自语的,有敲拍桌子的,有抱着饮料瓶不放的……所有学生的注意力连一秒的时间都没有在我身上停留。

我试图向他们打招呼:"大家早上好!"

"老师,老师。"巧巧叫道。

虽然只有一个声音的回应,但是还是让我很兴奋。我开心地回应:"巧巧,早上好!"

"下次我再也不朝着王老师打喷嚏了。"巧巧已经进入自己的世界。

"肯德基,汉堡包,肯德基,汉堡包……"小勇对我的声音做出了回应。

常用于自闭症儿童注意力的训练多是有针对性的一对一的训练,训练最好的成果就是个体接收信息的时候能够更加专心。但一个长期进行一对一训练的自闭症儿童被放到集体活动中时,一旦他没有兴趣参加集体活动,就怎么也不会专心起来。而且,这样的一对一训练,很有可能使他对单独教授的形式更加依赖,对认知、学习方面的思维活动更加迷恋,从而进一步削弱他参加集体活动的兴趣。

团体社交游戏能很好地训练自闭症儿童的注意力,让自闭症儿童较好地将注意力保持在当前发生的事情上,并适时地转移注意。在团体社交游戏活动中,有趣的活动设计、同伴的参与等要素形成一种外力,吸引着自闭症儿童注意新的事物,并且通过教师的辅助使他们维持这一注意力。

团体社交游戏干预的目的就是要帮助自闭症儿童学会注意力的管理。这个目标具体包括:

1. 在游戏时,能注意到游戏参与者的变化(如:动作、表情、手势、语调、衣着……)。

2. 能将注意力保持在当下发生的事情上。

3. 在游戏时能与他人产生共同社交注意。

4. 在游戏时能注意游戏规则的变化。

5. 能在人、活动和玩具之间转换注意力。

二、发展亲密关系

亲密关系就是一种彼此在信任、敞开、深入、不设防的状态中所拥有的一种关系。发展亲密关系是社会性行为发展的先备性技能,建立亲密关系是培养集体意识的基础。

普通儿童从七八周大的时候开始,就会对人展露出微笑。到三四个月大时,当亲人走近伸手抱他时,他会十分兴奋。再大一点,会走跑时,当亲人回家他会跑上去要人抱;当亲人离开时,他会有依依不舍的表情;当他受伤或受委屈时,会跑到亲人面前希望得到安慰等。但这种亲情和依恋现象在自闭症儿童身上很难发生。自闭症儿童亲密关系的特点有如下几方面:

1. 特殊依恋。自闭症儿童对人反应冷淡,但对某些无生命物体或小动物表示出特殊的兴趣,并产生依恋。如果夺走其依恋物,便会焦虑不安或哭闹不休。

2. 不认生,不认人。自闭症儿童对人缺乏相应的情感表现,常避开别人的目光,缺乏眼对眼的注视,常无面部表情。对陌生人与对熟人的情感反应无差异。

3. 不与其他小朋友玩。自闭症儿童平时不愿与其他朋友一起玩耍,老是待在家里,对周围事物漠不关心,不闻不问发生的任何事,整天沉浸在个人的小天地里。

4. 不会说话或有语言障碍。自闭症儿童语言发育迟缓,主动说话的时候少,时常缄默不语。有的儿童不用语言表达自己的需要,而喜欢拉着别人的手去拿他想要的东西。有的儿童不理解别人的语言,不能与人交流。

但这不意味着自闭症谱系障碍的儿童就完全不能产生亲密关

系。案例 2-2 和案例 2-3 就是两个生动的例子。

【案例 2-2】

教学日记

一年级来了一名自闭症儿童新生,这让三年级的小雨却异常兴奋,他常常到新生教室偷看这个学生。我一直试图观察到底是什么吸引了小雨,观察了好几天还是得不到结果,问小雨他只是笑笑就跑开了。直到有一天放学时我看见小雨的妈妈和那位新生的妈妈在校园里聊得火热,才知道答案,原来他们以前认识。就算这样,我还是想听听小雨怎么说的。

一天,小雨又跑去看那个新生。

我跟在他身后轻轻地问:"小雨以前就认识他啊?"

小雨一副被发现秘密的样子,对我说:"他是以前训练班的同学,是我的好朋友。"

我一听"好朋友"这三个字就格外兴奋,很好奇小雨是怎么理解"好朋友"这三个字的。

我接着问:"某某(班上一名普通同学),是不是你的好朋友?"

他摇摇头。

"为什么呀?"我马上问道。

"因为他是同学,但是没有一起训练,我们不一样。"这个回答让我震惊,原来在小雨心目中自闭症的小孩才是他的好朋友。

为了确定我的结论,我继续问:"某某(自闭症儿童),是你的好朋友吗?"

"是的。"小雨坚定地回答道。

"那我们学校还有你的好朋友吗?"我接着问。

"有啊。"接着他把我校自闭症学生的名字全说出来了。

【案例2-3】

家长日记

当患有自闭症的儿子6岁那年进入特殊学校时,我也决定再生一个孩子。从怀孕到生产后的一年多时间里,我基本没多余的时间去关注他。但是好像奇迹发生一样,在小妹妹出生后,他的情绪行为有了很好的转变。

只要和妹妹在一起他总是笑得很开心,尤其是喜欢看着妹妹做一些他觉得奇怪的事。照片是最能明显反映这一变化的,他跟妹妹在一起的合照就自然了很多,一旦换人,不管是爸爸妈妈,还是老师同学,他总是表现出一副紧张兮兮的表情。我们有时会刻意教他微笑,情况也不能改观。

还有,他开始懂得关心家人了。一次适应课上他学习了"感冒了要按时按量吃药"的知识,其中有一道作业题是:在家人生病时,记得告诉家人要按时按量吃药,病才能好得更快。从那以后爸爸感冒了,他就变成了家庭小闹钟,会准时准点让爸爸吃药。还有外婆血小板低,他会想办法,问一切他可以问的人"怎么办"。虽然这也表现出一点刻板行为,但是他能关心家人,就说明他的情感发展又进步了。

从教师和家长的反馈不难看出亲密关系的发展对自闭症儿童的情感发展有着巨大的推动作用。而经过团体社交游戏干预过后的儿童和其他同龄人之间交往的欲望更加强烈，会与同伴一起玩了；与同学交流互动增加，能适当地体会别人的感受，也会开始学会观察他人的反应；与家长的互动、亲近感增强，也可以与之商量事情。

这个目标具体而言包括：

1. 能够响应教师或同伴发起的活动。

2. 能对教师或同伴表现出愿意接近的行为。

3. 与他人有眼神接触。

4. 能指向或分享有趣的物品。

5. 能获得愉快的情绪、情感体验。

6. 能明白及体会身边人的处境及感受，并可适当回应，增强理解他人思想情感的能力。

三、听从指令及模仿

"听指令"即让自闭症儿童通过语言理解别人的意图，建立与之相关的意识，从而增强儿童与他人之间的沟通能力。不会"听令行事"是自闭症儿童交往障碍的主要表现之一，有人形象地将它称之为"三不反应"，即对指令"听而不闻"，听到指令但不懂其意，听懂了但不执行。模仿是指当自闭症儿童观察到他人的表情、动作或听到他人的语言时，能理解对方的表达意图，并自愿以他人为榜样，与其保持语言与行为的一致。如前所述，自闭症儿童的模仿能力也是比较差的。

　　培养自闭症儿童听从指令及模仿的能力是进行团体社交游戏干预的基础目标。能听从指令，会模仿，是儿童进行一切社会交往的基础，也是社会化进程中重要的里程碑。很多普通儿童习以为常的听从指令、模仿等行为，对自闭症儿童来说却是很难做到的。自闭症儿童如果能够听从指令，并进行良好的模仿，那么对他们的干预和训练会获得较好的成效。在团体社交游戏活动中，听从指令和模仿应该是首先要建立的干预目标。当然，如果某些自闭症儿童还未培养出最基础的听从指令和模仿能力，那就需要在有针对性的个别训练中培养出基本的能力之后，才能进行团体社交游戏活动。

　　这个目标具体而言包括：

　　1. 在团体活动中能听从简单的、与游戏相关的指令。

　　2. 在团体活动中能听从两种以上的不同指令。

　　3. 能在团体活动中模仿动作。

　　4. 能在团体活动中模仿语言。

　　5. 能在团体活动中模仿简单的表情。

案例 2-4 是一个简单的听从指令的游戏案例。

【案例 2-4】

教学日记

今天玩的游戏名称是"点名"。所有学生排成一排,我会不经意地点一个学生的名字,如果他马上答"到"就能坐下,表示他"过关"了。如果没及时听到自己被点名和答"到",这个同学就要重新进入名单,表示他没过关。因为我点名的时间是不确定的,所以需要学生随时保持警觉状态,中间提不提醒看需要。

今天游戏的情况是这样的:

第一个被点名的学生没反应过来,继续站着。

第二个比较有优势,因为看到第一个同学被点名但没有答到而继续站着,这是一个很重要的提示,所以他把注意力转移过来听到我点名,成功了。这个学生关注到了前面同学发生的事情,所以我表扬了这个学生的关注力。

第三个学生一开始也没在意,我用眼睛提示了他一下。这时他的注意力就集中过来了,顺利答"到"并坐下。

第四个学生没听见而不能坐下,觉得委屈,但我要求他遵守规则,没有理会他的眼泪。

最可爱的是第五个,我站到他的前面点名。且后面的学生推着他叫他答"到"。我又点了一次他的名字,他也听不见,总在东张西望。

之后的第六名学生也成功坐下了……

最后剩下的三个学生，又被点名一次，有两个学生坐下了。

可还是有一个学生没听见。最后就剩他一个了，这个学生需要的辅助就多一些了。

从案例 2-4 可以看出，同伴提醒是一个很好的办法，同伴的力量不可忽视。团体社交游戏干预里同伴相互影响的作用就显现出来了，经过干预的儿童对于远距离听从指令，听从普通指令和模仿的能力都有较大的进步。

四、表达需求、交流沟通

沟通就是将个人的观念传达出来，达到别人能理解的水平的过程。沟通的目的也很明确，一是表达信息，二是表达情感，三是建立关系，四是达成目标。

沟通困难是自闭症儿童的典型障碍，在沟通交流中，他们中的一部分完全没有发展出语言，无法与别人交流沟通、表达自己的需要，一部分只能鹦鹉学舌式地说话，或者对问题答非所问，一部分则自言自语，重复着与沟通内容不相符的词或句子。在非语言沟通方面，自闭症儿童无法理解别人传达出的非语言信号，无法做出恰当的回应。多数自闭症儿童更多的是缺乏与人主动沟通的意愿，因而，他们很少与人沟通。

沟通是人类生活的一项最基本的能力，很多普通儿童从一出生就具备了这种能力,饿了,他们会"哇哇"啼哭向成人表达自己的需求,如此基本的行为对自闭症儿童来说实现起来都存在着巨大的困难。沟通不畅,这使得自闭症儿童无法向别人表达自己的需求,其他人也无法理解他们的意图。团体社交游戏通过创设一个平等、愉快的游戏环境,为儿童提供了一个双向互动与交流的平台。儿童在融洽的氛围中逐渐感受到与人交流的乐趣,进而提升了主动交流的意愿及沟通交流的技能。

这个目标具体而言包括:

1. 能在游戏中以手势、图片或语言表达自己的需求。

2. 能在游戏中恰当寻求他人的注意。

3. 能理解并使用一系列重要的词汇或短语(无论是使用语言还是图片)。

4. 在游戏时能遵从 1～2 步游戏的指令。

5. 正向、恰当地响应他人的口语或肢体语言。

6. 在游戏时能发起或维持一段对话。

7. 能用语言、手势,或是声调的变化来表示拒绝。

8. 能主动打招呼及问候。

9. 能寻求帮助。

10. 能以简单的面部表情、手势、眼神以及声调的变化等沟通游戏中的趣事。

案例 2-5 是一个促进儿童表达需求、交流沟通的团体社交游戏活动案例。在游戏中,儿童学会了有礼貌地表达自己的情感与需要,并正确掌握向他人道歉的方法,学会诚恳、有效地表达自己的歉意。

【案例 2-5】

教学日记

活动目标:会表达,会道歉。

在上一次活动时,我让学生说一个与教学目标有关的故事,全班学生你一言我一语,根据自己的所见所闻编了一个故事。叫作"草莓蛋糕"。我把这个故事简单地改写成剧本。

第一幕:

有一天美羊羊想吃草莓蛋糕,她就让妈妈给她买了一块。过一会儿,喜羊羊来找美羊羊去公园玩,美羊羊和喜羊羊一起把蛋糕带去公园吃。

第二幕:

喜羊羊和美羊羊到了公园后,把蛋糕放在石桌上,就去玩过山车去了。这时懒羊羊正在公园里睡觉,他闻到蛋糕的香味就醒了过来,看到蛋糕他忍不住流下了口水。懒羊羊趁美羊羊不注意,把蛋糕偷吃了。

第三幕:

美羊羊和喜羊羊回来后,发现蛋糕被偷吃,美羊羊伤心地哭了起来。喜羊羊就批评懒羊羊,还让他向美羊羊道歉。

为了更好地完成教学目标,让学生在这个过程中学会适当地与同学沟通,我选了一个能力较好的学生做导演,由导演自己选同学表演,并根据与同学的沟通结果决定饰演的角色。学生在我的引导下对这个故事进行表演,在表演的过程中,他们很努力地进行表达、沟通。

案例 2-5 的团体社交游戏活动是有一些难度的,有些自闭症儿童可能没有能力把游戏的整个过程继续下去,因为游戏需要儿童相互之间进行交流、合作……当自闭症儿童还没有具备基本的交流沟通能力时,最好还是从一对一的训练开始,由教师一点点地支持辅助他们,使他们更好地理解他人及与他人进行沟通。

五、情绪的辨别、表达和管理

情绪的表达是指个体情绪、情感的外在表现,这种外在表现是人际交往中的一种重要线索。个体在生活中体验到的情绪,和在公共场合表现出来的可以观察到的情绪,都会受到社会规则的制约,人们依据规则来控制因情绪而产生的行为,就是对情绪的管理。

自闭症儿童对他人的情绪识别存在较大困难,他们可能无法很好地辨别他人的情绪。同时,他们对自身情绪的表达和管理也存在较大的缺陷。自闭症儿童不良情绪行为包含哭叫、跳闹、自我伤害、攻击他人等,情绪问题出现时可能还会伴随较频繁的刻板动作。这些情绪行为的发生时间、频率不固定,随时随地都有可能发生。

稳定的情绪是对自闭症儿童进行教育训练的基础,也是引导他们参与集体、社会活动的基础。只有情绪稳定,自闭症儿童才可能接受教育训练,习得日常生活活动、学习的技能,逐步发展人际交往和社会适应能力。这个目标具体而言包括:

1. 能认识及命名图片上的面部表情。

2. 能理解他人口语表达出来的情绪。

3. 能辨别他人的脸部表情或肢体动作所传达出的情绪。

4. 能认识自己的情绪。

5. 会用适当的口语表达自己的情绪。

6. 能依内在心情,做出适当的表情或肢体动作。

7. 能响应他人的情绪。

【案例 2-6】

教学日记

自闭症学生在情绪管理方面不是那么有控制力,且他们往往会用错误的情绪来表达自己的感情。我就选用了《我不想生气》这个绘本故事设计团体社交游戏。故事描绘了小兔子生气后的一些行为,通过这些行为,小兔子慢慢就不生气了,伴着故事绘本温馨的画面,故事情节浅显易懂。游戏时我让所有的学生都围成一圈坐,然后让他们根据故事情节的发展表演小兔子,学生可以融入自己的感情思想。学生的反馈很好,通过这个游戏,大多数学生在情绪控制方面有了很大的进步,他们能清楚地认识自己的情绪,更好地建立童年时期的自信心。

要根据学生的水平能力,选择角色类游戏。学生对小动物的角色更感兴趣,如果一定要用实际人物作为扮演的角色,就尽量选择他们熟悉的人物。还要采用符合他们认知程度的语言来组织故事,语句长短、情节的发展也要根据学生的年龄特点进行安排。例如,学习认识常见的小动物时,《小蝌蚪找妈妈》这个故事中的几段对话就把几种动物的特征都表现了出来,学生在说和做的过程中,就能很轻易地很好地掌握几种动物的特征。多年以后,学生都能清楚地用语言或动作描绘这些动物的特征。另外,角色表演能通过学生熟悉的语言,帮助学生理解、掌握新的知识,提高学生运用语言的能力。因此,教师应该尽量选择知识点集中、对话内容合适,同时能给人以启示的知识内容,要注意根据干预重点设计情节、语言和操练方式。

自闭症儿童很少关心别人高兴或生气的情绪,一般的社会性奖赏和惩罚方法通常对他们是无效的。有不少自闭症儿童家长表示在参加团体活动后,儿童在情绪控制上会好很多。比如"人家不理他,他不会像以前那样烦躁""他不喜欢的东西,你告诉他解决办法后,他能够比较容易地接受,不像以前那样烦躁",而且还开始对人产生关注,并且能感受情绪和情感。

六、遵守社交规则

社交规则指的是人们在日常交往中形成的、为大家所接受的、约定俗成的行为规范与准则。遵守社交规则是维持个体与他人良性交流的重要条件。自闭症儿童由于认知能力的偏差，在遵循社会规则方面最重要的困难是无法理解社交常规所表达的具体要求，也无法进行泛化，这导致他们不能在适当的时间和场合执行相应的规则来约束自己的行为。

自闭症儿童如果能够很好地认识和遵守社交常规，以社会接受的方式表达他们的行为，会更易为人所接纳。这也能使他们发展恰当的人际关系，融入社群，由此提高生活质量。

在团体社交游戏干预活动中，遵守社交规则的具体目标为：

1. 能在需要时学会等待。

2. 能安静倾听他人的讲话。

3. 能和同伴轮流做自己想做的事情。

4. 能较好地控制不良情绪和行为。

5. 遵守具体的游戏规则。

案例 2-7 是一个家长对他自己孩子的描述，这个案例深刻地体现了这个自闭症儿童需要在社会规则意识上接受必要的干预。当然，这是比较高级的干预目标，对于自闭症儿童来说是有难度的，需要老师和家长长期不懈地进行干预。

【案例 2-7】

家长日记

我做了一个决定,让我的孩子休学。虽然他年龄越来越大,但是他的社会行为却还处在很低的水平,出门在外时,如果我不拉着他,他就会随时跑掉。坐公交车时他会去拉别的乘客给他让座。最重要的是,他睡眠时间很短,就算是周末早上,不到六点就会把我们一起叫醒说去学校,但是去学校了,又会闹脾气说不去学校了。我跟教师沟通,也没发现在学校有什么事情发生而影响他。但是回家的路上就会一路撒泼,弄得所有路人都看着我。我真是没有办法再送他去学校了,太丢脸了!

七、协调合作、处理冲突

协调合作是指团体活动中为了实现共同的目标,团体成员明确分工并相互支持、共同努力达成目标的行为。处理冲突就是当团队活动中出现矛盾或分歧时,能够解决对立冲突。

自闭症儿童无法通过他人的眼神、动作,以及声调等的变化来察觉他人的情绪,难以理解合作伙伴的意图,在同伴有情绪出现的时候也不会适当地处理,同时他们自身还有表达、沟通障碍,情绪行为问题等,所以他们协调合作以及处理冲突的综合社交能力比较弱。

协调合作、处理冲突的能力对于自闭症儿童进行社会交往非常重要。不能很好地合作，就不能很好地与他人协调一致；无法处理冲突，就会加重他们的情绪问题。团体社交游戏活动非常强调儿童之间进行协调合作，让他们自己协商解决冲突，对综合社交能力的发展有独到的促进作用，这个目标具体而言包括：

1. 能与同伴分享，包括物质层面和精神层面两种。

2. 能对同伴进行正向陈述。

3. 能在他人要求下或主动向他人提供协助。

4. 能与同伴协商进行游戏。

5. 能处理与语言相关的攻击行为。

6. 能处理与肢体相关的攻击行为。

案例 2-8 是一位教师记录的自闭症儿童肢体冲突的例子。

【案例 2-8】

教学日记

我有一个学生叫小明，他喜欢摸其他同学的耳朵，有时力气还蛮大。这种状况的起因是在一次奥尔夫音乐治疗课上学生自发想出来一种动作——相互摸耳朵。这次课之后，小明就养成了这个习惯。不过，其他同学会觉得整天被弄耳朵很不舒服，就对小明有肢体攻击，结果可想而知，他总是被打得鼻青脸肿。

虽然协调合作、处理冲突这个目标对于很多自闭症谱系障碍的儿童来说比较难以完全达成,但是在设计团体社交游戏干预的活动时,这一目标是不能省略掉的。教师可以从培养简单的合作意识,从处理简单的肢体冲突开始,一点一滴,逐渐渗透,终会收到良好的效果。

第三章　团体社交游戏干预之前的评估

在对自闭症儿童实施团体社交游戏干预之前,教师需要根据心理、行为测量的结果和其他多方面的资料(如日常的观察记录、个人病史、家族病史等),对自闭症儿童个体的心理特征、发展水平、游戏水平及存在的问题做出判断和解释。

一、在团体社交游戏干预之前进行评估的作用

评估在团体社交游戏干预中有着重要的作用,主要体现在四个方面。

一是评估能力,即确定自闭症儿童的各项发展能力,以及存在的问题。自闭症儿童在社会交往方面存在很大的障碍,特别是在眼神注视、面部表情辨认及社会互动时的调控方面,每个自闭症儿童的差异很大,这需要根据特定的量表来评定他的能力发展到了哪个层次。例如,自闭症儿童阿伟有重复性语言,但不会沟通。阿天没有发展出语言,他有需要的时候会拉着人,用手指来进行交流。那

么他们两个人在社会交往能力方面,阿天是有语言前的社会交往行为,而阿伟没有发展出社交前行为。

二是游戏分组,即把能力相当的自闭症儿童分配在同一干预组中。在团体社交游戏干预中,需要按照能力进行分组教学,每个组的成员差异要控制在一定的范围内,不能因为差异太大而难以组织游戏,也不能因为差异太小,让儿童失去了向榜样学习的机会。

三是制订团体社交游戏干预计划,根据评估的结果,为自闭症儿童提供有助于个体得到最大发展的游戏干预方案。目前评估注重发展性评估,也就是说在评估时,不能只是评估儿童的异常行为,更要全面评估自闭症儿童各方面的发展状况,然后把这些发展状况与一般儿童的发展模式、阶段以及顺序相互参照,确定自闭症儿童的发展弱点,找出差距,制订计划。

四是监控干预的质量,也就是说在不同的干预阶段进行评估,这有助于观察儿童的发展情况,检验训练的成效,并在必要的时候重新确定训练的方向,制订训练计划。

二、团体社交游戏干预前评估的流程

(一)填写基本资料

根据实际情况,填写儿童的基本资料,包括出生史、生长发育史、身体发育情况等。如果儿童以前曾做过全面的评估,那么也需将儿童近期的语言情况、注意力、异常行为表现状况、情绪、感知能力、认知水平、自理能力以及喜好的事物等情况填写完整。

(二) 观察儿童

在与儿童互动过程中,要了解儿童在各种场合的表现,可以在生活中、在小组活动中,以及个别干预时对儿童进行观察,以获取更多的资料。观察内容分为四个方面:一是儿童各种能力的发展现状,尤其是在团体活动中的状态;二是影响儿童正常活动的主要原因;三是儿童的兴趣、喜欢的食物、喜欢玩的游戏、喜欢的人、最亲近的人等;四是采用何种方法让儿童完成了规定的活动。

(三) 访谈家长及相关人员

评估过程中一个重要的信息来源是对儿童的父母或主要照顾者进行访谈,他们可以提供一个关于儿童发展的历史的观点,以及有关儿童的社交与沟通技能动态特性的理解。访谈内容一般包括儿童的健康状况、睡眠状况、独立进食状况,以及口语能力水平、社会适应情况、语言以及交流行为的发展情况、喜好的玩具、感觉和情绪等方面的发展。除此之外,还可以询问熟悉儿童的家庭成员、教师及其他人所发现的儿童在不同时间、不同地点、不同社会情境中的反应。访问不同的受访者可以增加资料的可信度。

（四）利用评量表进行评估

教师根据需要,选用恰当的量表进行各项评估。本书列举了几项可以在团体社交游戏干预之前使用的量表,包括:《自闭症儿童社会与沟通技能评量表》(见附录 1),评估自闭症儿童的社会交往和沟通技能;《游戏技巧检核表》(见附录 2),评估自闭症儿童游戏的发展水平;《游戏兴趣调查表》(见附录 3),评估自闭症儿童感兴趣的游戏;《特殊儿童强化物调查表》(见附录 4),可以正确找出对自闭症儿童最有效的强化物;《问题行为动机评量表》(见附录 5),评估自闭症儿童问题行为的动机。

（五）综合分析

当上述评估流程都完成以后,教师需要与家长、相关专业人员进行综合讨论和分析,对自闭症儿童目前的发展水平进行定位,确定最有效的强化物等,为下一步设计恰当的团体社交游戏打下良好的基础。

三、主要的评估内容

【案例 3-1】

阿远给人的第一印象是很腼腆,脸上总是挂着微笑,他会说话,但是语气生硬刻板。另外,阿远的游戏能力也非常有限,已经 13 岁的他经常玩的玩具还是各种各样的绳子。由于他的兴趣极其狭窄，又缺乏在游戏中等候进行轮流玩的能力，所以总是不能和班上的同学玩到一起。阿远的社会交往能力也很有限，他对热闹的场景会表现出很大的兴趣，可是并不会用合适的方式加入小伙伴的游戏活动中。在陌生的环境中，他会表现得紧张、恐惧，有时会出现自伤行为。阿远并不像别的自闭症学生一样对外部环境没有兴趣，他喜欢跟认识的人一起玩。阿远的负责教师想知道阿远具体的社会交往能力、游戏能力和兴趣，以及他能参与哪些团体性的社会交往游戏。

（一）社会交往能力评估

一般婴幼儿在出生后的前两年里，从非口语互动（如手势、动作模仿、双向互动游戏）开始，再发展出语言与他人互动的能力，在此阶段，也发展出一系列相关活动的能力（如模仿一系列活动或口语、从事序列性游戏行为），这些核心技能是发展其他社会与沟通技能的基础。

儿童在社会交往能力发展的早期，其发展主要集中在三个领域，包括单独游戏能力、与同伴互动的能力以及利社会行为的发展。这些都是高级社会交往能力发展的基础。一般儿童在单独游戏中发展自己的想象力，一个重要的转换是玩具从功能性到象征性玩法的转换。与同伴互动的能力是社会能力的另一个重要方面，儿童通过注视、微笑以及触摸发展出对同伴的兴趣；然后渐渐扩展到双向互动，他们交换玩具、分享物品，断断续续地模仿其他人的游戏；很

49

快,与同伴的互动会发展为合作游戏。利社会行为,是指对他人良好的情绪通过微笑、大笑、分享与合作等方式做出合适的回应,是促成成功社交的关键行为。

自闭症儿童的核心障碍是社会交往能力缺失,他们很难像普通儿童那样自然地发展出社会交往的基本能力以及团体社交游戏能力,因此,需要先确定他们社会交往行为的整体发展情况。针对自闭症儿童社会交往能力的评估有很多种,在这里我们主要介绍《自闭症儿童社会与沟通技能评量表》(详见附录 1)的使用。

1.《自闭症儿童社会与沟通技能评量表》内容简介

该量表共分为五部分,包括社会与沟通行为量表、核心技能检核表、社会技能检核表、沟通技能检核表以及评估摘要表。该评量表为教育评估,不包括常模资料,评估的内容用来发现自闭症儿童受损的社交技能,并可据此制订介入计划。

(1) 社会与沟通行为量表

社会与沟通行为量表是用来搜集儿童关于社会沟通、探索行为、强化物以及兴趣等的一般信息。其中包括四部分内容:①主要搜集儿童社会行为资料,包括基本的游戏技能,在何种情况下会与人互动,有哪些刻板行为等的相关资料;②搜集儿童如何沟通,跟谁沟通,在哪种情况下沟通最有效等信息;③搜集儿童如何探索环境,在何种环境下最专注与平静等信息;④确定儿童的强化物。

(2) 核心技能检核表

核心技能检核表检核的内容包括:①非口语的社会交往技能,

包括确认儿童的参与度、维持双向互动、主动要求互动以及分享兴趣的互动等,这些是儿童社会交往发展过程中的关键技能;②模仿,包括决定儿童模仿单一动作及语言,或模仿一系列活动或口语的能力;③一般组织技能,包括儿童准备与完成活动、做决定、活动中参与、等待、转换、跟随指示以及接受安慰的能力等。

(3)社会技能检核表

社会技能检核表检核的内容包括:①游戏技能,包括儿童单独游戏、平行游戏及合作游戏的能力;②团体技能,包括儿童参与、等待、轮流以及遵守团体指示的能力;③社区社会技能检核,包括儿童在家庭、学校及社区这些不同情境中的技能表现。

(4)沟通技能检核表

沟通技能检核表是用来评估儿童的功能性沟通能力、社会情感的沟通能力以及基本的会话技能(包括儿童对他人行为的回应评论等能力,以及儿童的口语和非口语的沟通技能)。

(5)评估摘要表

评估摘要表,主要作用在于协助评估者精简评估结果,突出这些技能中每个领域的优先顺序,然后运用这些信息制定干预的目标。

2.《自闭症儿童社会与沟通技能评量表》使用方法

先完成基本信息的填写工作,包括儿童的姓名、生日及施测者的姓名。整个评估过程中,需列出所有受访者的姓名及访谈日期,还要列出观察的日期以及实施评估的整个情境。接下来针对各项目进行评估。

在确认"是否有特定技能"时,如果一个技能有一次以上不必提示,则评为是。例如,在动作模仿领域,儿童如果不必提示就可自发性地表现模仿单一身体活动时,则被评为有这一项技能。也就是说必须有一次不用提醒被观察到的技能,才能评为是。

在评估"是否类化"时,如果技能可以在不同场合中使用,则评为是,如果只能在特定的情境,或特定的伙伴中才能使用,就评为"否"。类化至少要在五个或是更多的情境中出现,且至少发生在一个同龄人和同一个成人身上才可以。

根据前面两个评估结果,要求再设定三个目标,必须确定该技能是否能成为下一步干预的一个教学目标,被定为教学目标可以有不同的理由,特别是如果不能类化到其他情境或其他人身上时,就要设定类化的目标。

评估表完成后,可以填写评估摘要表,目的是建立一个优先干预顺序,以发展出个别化干预计划。建议在每个技能领域中选出一到三个目标,并选出优先目标。

(二)游戏能力及兴趣评估

【案例 3-2】

航仔是一名 12 岁的自闭症学生,他语言能力非常强,每天走到学校都要跟每位认识的教师打招呼:×老师早上好! 即便是教师没有看见他,也要把脸凑到教师面前说"老师早上好"。航仔的记忆力非常好,能记住教师教过的各种儿歌、古诗,认识很多词组,但不认识单个字,生活适应能力很强,会做很多事情。航仔能学会做教师教的一些游戏,如在游戏中会轮流、等待,但是不会将其迁移到生活中去。另外,教师还发现他虽然掌握了一些操作游戏,如会传球以及进行简单的合作游戏,但是他不会主动发起游戏,在游戏中如果出现一些细微的变动也不会灵活处理。他的负责教师想知道他的游戏能力发展到哪一个阶段了,以便知道如何制订他的下一步干预计划。

儿童通过做游戏的方法来实现与外部世界的接触和学习。在游戏中需要用到很多基本的社交技能,包括发起游戏的能力、在游戏中与同伴互动的能力、做假想性游戏以及在游戏中了解和调节自己情绪的能力。从案例3-3和案例3-4中就可以看出自闭症儿童对玩具的玩法缺少创新性。自闭症儿童一般喜欢玩的游戏为肢体动作游戏,如玩电脑游戏,玩拼图,以及用精细动作玩操作性玩具。要知道他们具体的游戏发展水平,就需要对他们的游戏能力进行评估。

【案例 3-3】

阿荣 4 岁半,会讲很多话,很喜欢玩车子,但是他玩车子的方法与同龄儿童不同,他特别喜欢看车子的轮子,只关注每一辆车子的轮子,完全忽视了车子用来载人、载物的特性,他玩的游戏非常单一。

【案例 3-4】

汶汶今年 9 岁,他可以单独玩电脑 4 个小时,不停地查找和播放歌曲、电视剧或广告,并且对每首歌曲、每个广告或电视剧只是播放其中很短的一部分,并一直循环和重复。与他相同的另一名儿童阿昕,也可以单独玩好几个小时的电脑游戏,他喜欢制作 PPT,并把全国县市的地名等全部放到 PPT 里面。

1. 游戏能力的评估

并不是所有自闭症儿童都适合团体社交游戏干预,在接受干预之前,需要评估他们的各项能力,一是为了更深入地了解他们的发展需要,以便对他们进行恰当的分组以及制订恰当的干预计划;一是为了鉴别出那些不适合进行团体社交游戏干预的儿童,因为当他们的社会交往能力以及游戏能力还未发展成熟,比如还处于单独玩阶段或是平行玩阶段的早期时,团体社交游戏干预的效果实际上并不会好。游戏能力的评估有很多种方法,比如杨宗仁按照单独玩、注视、平行接近、共同焦点、共同目标五个层次来评估自闭症儿童游戏的社会层次,还从不玩、操弄、功能性、假装性四个层次来评估自闭症儿童游戏的认知层次。以下介绍布鲁斯(Bruce)和艾兰(Alan)等人的《游戏技巧检核表》(详见附录 2)。

该表简单明了,能很好地评估儿童的游戏能力。其包括三个领域的评估:基本的游戏技能、独自玩耍的技能、与他人玩耍的技巧。评估的标准分为四个层面:没有出现过该行为、需要很多帮助才能完成、需要少量帮助就可完成、可以独立完成。使用这份检核表对儿童的游戏能力进行评估时,简单易行。

2. 游戏兴趣的评估

游戏兴趣的评估对于团体社交游戏干预来说,是非常重要的一步。如果没有评估自闭症儿童的游戏兴趣,有可能就会造成他们对教师设计的游戏不感兴趣,不能很好地参与的现象,进而又会带来诸多的行为问题。

关于游戏的兴趣,除了下面介绍的《游戏兴趣调查表》(详见附录3)之外,同样还有很多评估自闭症儿童游戏兴趣的方法,这里只是简单地列出这种评量方式,以供参考。

《游戏兴趣调查表》可以帮助教师筛选儿童喜欢的游戏,评定儿童的兴趣,并通过分析儿童的兴趣来扩展他的游戏技能,选取儿童喜欢的团体社交游戏。这个调查表由十种类别的游戏活动组成,分别是:探索游戏、肢体游戏、操作性游戏、建构性游戏、美术类游戏、语言文字类游戏、扮演类游戏、竞赛游戏、音乐类游戏及社会游戏。

《游戏兴趣调查表》将儿童的游戏与兴趣按照1＝不喜欢,2＝有一点兴趣,3＝非常喜欢来评分,如果没有观察到可以不填。除此之外,还要观察判断每一项玩具或游戏是属于适龄的单独游戏,还是属于适龄的社会性游戏。

3. 强化物的评估

斯金纳认为,任何一个刺激物,如果它能增大一个反应的概率,就可以被称作强化物。选择恰当的强化物,对自闭症儿童干预程序的有效实施起着至关重要的作用。

要选择有效的强化物,通常我们可以采用以下三种方法。

(1)教师观察

教师可以直接观察,也可以间接观察,有目的有计划地系统考察和描述自然状态下的个体。在日常生活中,教师可以有意识地接触儿童,搜集相关的行为资料,做观察记录,如卡片记录、文字记录、日志、声像记录等,并对观察记录进行检查,以便正确地找出儿童最有效的强化物。

(2)访谈调查

访谈调查是教师以谈话为主要方式来了解某儿童是否喜欢某些物品或内心体验的一种调查方法。可以通过强化物调查表以书面提出问题的方式搜集资料,来了解个体对各种强化物的喜爱程度。附录4就是一份《特殊儿童强化物调查表》。教师还可以选择直接与个体或家长进行访谈。

(3)教师小组讨论

当教师对确定个体强化物存在较大分歧时,召开教师会议是十分必要的。广泛听取教师的不同意见,分别提交自己的调查报告供会议讨论,这种做法经常能收到较好的效果。参加教师讨论会的人员一般来自行为分析师、生活教师、班主任等。参加会议的人员可能带来许多信息,这些信息在会议讨论的时间内也给教师提供了参考。

（三）功能性行为分析

【案例 3-5】

小波是一名 6 岁的自闭症儿童,在上美术课时,他非常专注和乖巧,可以安静地坐 30 分钟的时间,并画出非常漂亮的画。但是在上沟通课或社交课时,他经常会出现一些攻击性的行为,如掐人、拍打人,或大哭大闹,经常会伤害到教师或学生。有一次在个别训练课上,小波刚拿出积木玩了一会儿,便说要玩橡皮泥,教师让他先把积木收起来,他没收,教师便说:"我要搭一家'饭店'了",他拆了教师的"饭店",教师又搭上,他再拆,教师问:"怎么拆了我的'饭店'?"这时他开始用手掐教师,教师斥责"不能掐",然后继续说"我搭'饭店'",并问:"饭店里有什么啊?"小波说:"饭饭。"教师:"用什么做饭饭呢?"小波:"橡皮泥。"教师:"我用积木搭'饭店'。"小波:"我用橡皮泥'做饭饭'。"教师:"那我们一起玩吧!"

在进行团体社交游戏干预之前或是游戏干预过程中,自闭症儿童很有可能会出现这样或那样的行为问题,这些行为问题如不能得到及时、有效的干预,会影响游戏干预的顺利进行。所以,在评估儿童时,不但要评估儿童的社交沟通、游戏能力等,还需要对他们存在的行为问题进行功能性行为评估,以减少或预防问题行为的发生。

功能性行为评估是搜集问题行为资料并分析其功能的过程。它的理论假设是儿童行为的发生并非是孤立的单一事件,而是受环境中某些重要的因素所影响,而且这些行为都有其功能和意图。就像上述案例 3-5 中的小波,他的攻击行为总是有明显的意图,逃避自己不想上的课,或逃避一些自己不愿意做的事情,如个训课中掐教师就是想逃避收积木并向教师表达自己想玩橡皮泥的意愿。教师明白了他的意图,用搭"饭店"和用橡皮泥"做饭"成功地化解了他的攻击行为。

以往的行为评估,大多以"缺陷模式"为出发点,评估的结果大多是负面地指出自闭症儿童的诸多缺陷。功能性行为评估的结果并不是一个"分数",而是一个过程,从正面的观点,设法提出对自闭症儿童直接有益的资讯,其目的是提高介入方法的效率和增强效果。

功能性行为评估就是通过搜集资料,系统且客观地分析和评估自闭症儿童的问题行为,找出使行为问题持续发生的功能性因素。利用功能性行为评估,教师能了解行为问题何时会发生或不会发生,在什么情境或事件下发生或不会发生,并据以设计干预策略或支持性计划,这样会有效地减少在进行团体社交游戏干预时自闭症儿童的行为问题。

进行功能性行为评估时,常用到两种方法:间接评量和直接观察。

1. 间接评量

间接评量主要是针对儿童不熟悉的评估者,通过对教师、家长或其他相关人员进行访谈,或向他们发放问卷、量表、检核表等方式,取得有关儿童问题行为的资料。其目的在于确认与行为有关的事件或环境,以缩小可能的变量范围。附录 5 是一份问题行为动机评量表。

2. 直接观察

直接行为观察有多种记录方法,最常被采用的是 A-B-C 行为分析法。

A:antecedents event,前提事件,也就是行为发生的前因。

B:behavior,个体的行为表现。

C:consequence,随行为反应而来的后果。

通过分析 ABC 三方面,教师可以找出行为发生的前因、行为本身以及行为的结果之间的关系,进而归纳或理清行为发生的目的或功能。要注意的是,ABC 记录的是对实际行为的一种客观描述,而不是对行为的解释。例如"小明打了小李",而不是"小明生气了"。表 3-1 就是一个 A-B-C 行为分析法的分析案例。

表 3-1　A-B-C 行为分析法分析案例

行为表现 (behavior)	前提事件 (antecedents event)	行为结果 (consequence)	行为功能	备注
掐人	老师在上课,有蚊子飞过来咬了小波	掐了老师 1 次、妈妈 2 次、婆婆 1 次	表达不满	
打头	溜完冰,坐在小椅子上脱溜冰鞋,他解不开鞋带	打头 5 次	引起注意,寻求帮助	
咬人	课堂上的连线作业完成后,老师要求小朋友搬椅子回去	小波不搬椅子,咬了老师一口	逃避搬椅子	

四、评估内容的综合和分析

在对儿童进行各项评估之后,还有一项非常重要的工作,就是对评估的结果进行综合和分析,为下一步制订干预计划奠定基础,而不是仅将评估的结果当成数据保存起来。下面就是一个对评估结果进行综合分析的例子。

【案例 3-6】

阿迪,男,出生于 2009 年 5 月。足月出生,母亲怀孕期间没有出现异常。阿迪翻身、坐、爬开始的时间都跟正常孩子差不多,8 个月会爬,12 个月会走路,一开始走就是跑。2 岁大时,家长发现阿迪不会说话,带他去医院儿保科检查,被诊断为发育迟缓,3 岁 6 个月大时,在广州某医院被诊断为患有自闭症。

第一次对阿迪进行观察发现:当研究者跟阿迪的母亲了解他的相关信息时,阿迪就在母亲身边,他看到陌生人显得有些紧张和焦虑,叫他的名字没有反应,有语言,声音较小,会模仿说词语。

通过跟他妈妈交谈,研究者了解到,阿迪跟母亲比较亲密,互动比较多,跟小朋友之间没有什么互动。稍有不顺心的时候就会在地上打滚,耍赖皮。有基本的生活自理能力,如能够自己吃饭、上厕所、洗手等。兴趣爱好方面,他比较喜欢坐公交车,喜欢吃糖果类的零食。

当研究者与阿迪相互熟悉之后,就利用各项量表对他进行评估。以下列出部分结果进行举例分析。

表 3-2　阿迪社会沟通评估表(部分)

A　非口语社交互动	技能 是/否		类化 是/否	
社会性注意				
1.在叫他名字时,会停下/看人	√	√	√	
2.用东西引导时,会看向东西	√	√	√	
3.在一对一熟悉的活动中,注意力能持续多少分钟?	不到 1 分钟			√
4.在一对一不熟的悉活动中,注意力能持续多少分钟?	不到 1 分钟			√
1.能使用眼神凝视来维持社会互动		√		√
2.会重复自己的行为来维持互动		√		√
3.会重复玩玩具来维持社会游戏		√		√
社会性调控				
1.手势:推/拉/操纵某人来要求东西	√			√
2.手势:给予/操弄东西来要求	√			√
3.指物要求		√		√
4.结合眼神注视与手势来要求		√		√
注意力分享				
1.能在人与玩具/物品之间,切换眼神		√		√
2.会使用玩具/物品来分享兴趣		√		√
3.能指向玩具/物品来分享兴趣		√		√
4.能在分享兴趣之前,先引人注意		√		√

表 3-3　阿迪游戏技巧检核表(部分)

这个清单包含了许多类型游戏的技巧,请在每一项中勾选出儿童目前的表现水平			
	1	2	3	4
	没有出现过该行为	需要很多帮助才能完成	需要少量帮助就可完成	可以独立完成
领域 A:基本的游戏技能				
关注讲话的人		√		
关注音乐		√		
抓起或拿起大的玩具或物体				√
抓握蜡笔或铅笔				√
拉、推或者转动玩具				√

这个清单包含了许多类型游戏的技巧,请在每一项中勾选出儿童目前的表现水平			
	1	2	3	4
	没有出现过该行为	需要很多帮助才能完成	需要少量帮助就可完成	可以独立完成
叫出游戏中的玩具或物品的名称		√		
说出身体部位的名称				√
玩简单的躲猫猫游戏(躲猫猫,或寻找玩具)			√	
听从批令给或者拿玩具			√	
听从指令打开或关上瓶或门			√	
听从指令在地板或桌子上把玩具排成一排			√	
听从指令把玩具从一个地方拿到另一个地方			√	
单独地坐 5 分钟时间		√		
模仿手部动作				√

表 3-4　阿迪游戏兴趣调查表(部分)

肢体游戏			
	评分	单独游戏	社会性游戏
球	2		√
投篮	2		√
沙包游戏	1	√	
脚踏车	1	√	
保龄球	1		√

肢体游戏			
	评分	单独游戏	社会性游戏
运动器材	1	√	
跳房子	1	√	
呼啦圈	1	√	
跳绳	2	√	
游戏场器材	2	√	
溜冰	3	√	
跷跷板	3		√
旋转椅	3	√	
荡秋千	3	√	
蹦床	3	√	

注:1=不喜欢　2=有一点兴趣　3=非常喜欢

综合分析,阿迪的社会与沟通技能评估显示,他在非口语社会互动中,能有基本的社会性注意力,但没有双向互动。社会性调控方面,他可以通过手势来表达,但不能类化到日常的交往中,不能结合眼神和手势一起提要求,跟周围人没有注意力的分享。有简单的动作模仿,但没有口语模仿。组织能力比较弱,不能为活动准备好空间并在活动中进行选择,不能持续参与完整的活动,也不能顺利地由一个活动转衔到另一活动中。能辨认自己的物体,有情绪时难以被安慰或自己平静下来。社会技能方面,他具有单独游戏的能力,但不能加入社会性游戏,在结构化活动中有时能参与团体社交游戏,不懂轮流,不能遵守非口语的指令,社区技能缺乏。

阿迪的游戏技巧检核表总共得分为 152 分。其中可以独立完成的行为有 16 项,需要少量帮助就可以完成的行为有 19 项,需要很多帮助才能完成的项目有 10 项,从来没有出现的项目有 11 项。

他的游戏技巧还有很大的提升空间。

　　具体而言,阿迪的基本游戏技能掌握得比较好,所有关于基本游戏技能领域的行为他都出现过,其中5项可以独立完成,分别是:抓起或拿起大的玩具或物体,抓握蜡笔或铅笔,拉、推或转动玩具,说出身体部位的名称,模仿手部动作;5项关于听从指令等行为他需要少量帮助才能完成;关注讲话的人、关注音乐、叫出游戏中的玩具或物品的名称以及单独地坐5分钟时间需要很多帮助才能完成,需要在干预中作为中期和长期的目标来改善。

　　在独自玩耍领域,阿迪能独立完成的有6项,都是操作方面的技能,如放叠加环、给积木搭高高、完成拼图等。需要少量帮助可以完成的项目是一些复杂一点的操作技能,共6项:包括使用勺子舀水、贴图片、画出图画书中的主线条等,这些行为项目跟他目前现有的能力比较相近,可以作为短期的目标渗透到教学中去。需要很多帮助才能完成的项目多包含一些比较精细的操作,如把珠子装到窄口的容器里、串珠、拼16块以上有相互交错的拼图这3项,可以作为中期的目标。没有出现过的行为有3项:使用剪刀、玩电脑游戏、玩视频游戏,这些可以作为长期目标。

　　与他人玩耍的技巧中,他可以独立完成5项,包括:3步以内的距离抛接中等大小的球和小一点的球、溜冰、游泳,以及与伙伴一起画画。在与伙伴一起画画的时候,他喜欢按照自己的思路来,如果没有按照自己的思路,他会不停地与同伴沟通,告诉同伴该怎么画。

需要少量协助就可以完成的行为有 7 项,包括:10 步以内的距离抛接中等大小的球和超过 10 步的距离抛接小球、把篮球扔到矮一点的篮筐内、骑三轮车、玩假想游戏以及跳舞,这些内容他父母在生活中经常创设机会和他一起玩,掌握得较好。需要很多帮助才能完成的项目包括:在足球比赛中或踢球游戏中踢中球、骑摩托车或小型摩托车、跟伙伴一起玩陶泥、与其他孩子合唱,这些行为可以作为他的中期游戏干预目标。完全没有出现过的行为有:像打排球一样用手击球、表演简单的哑剧、与小伙伴玩木偶游戏、与小伙伴玩视频游戏,这些游戏可以作为长期干预目标,在干预中慢慢地渗透。

阿迪的游戏兴趣集中在肢体游戏方面,他非常喜欢溜冰,压跷跷板、坐旋转椅、荡秋千和蹦床,可以通过这几种游戏来带动其他能力的发展。

此外,阿迪目前还有一个较严重的问题行为,就是在没有获得允许的情况下在教室里闲逛,经过功能性行为分析,发现其目的是吸引教师的注意。

评估发现阿迪的消费强化物是糖果,活动强化物为坐公交车,操作性强化物为遥控小汽车,拥有性强化物为玩具汽车,社会性强化物为拥抱。训练初期可以用遥控小汽车和拥抱作为强化物,有一定认知基础后可以累加得到一次活动奖励。

五、评估过程中应注意的问题

评估是一件非常严谨的事情,关乎儿童日后训练内容的制定等。在评估之前,评估人员应向家长或监护人全面了解儿童的各方面状况,如出生、发育情况及生活习惯,以免某些情况会影响评估效果。

评估时,首先,要注意评估场室的环境,要选择舒适、宽敞的环境,室内温度适中,以儿童不穿外衣不感觉冷为宜,这有利于观察儿童的动作发展。如果有条件可以让家长陪同。其次,评估人员可以是儿童喜欢或熟悉的教师,这样儿童能更加自然和正常地发挥,教师要注意避免穿戴鲜艳的衣服或首饰而分散儿童的注意力,尽可能让儿童发挥出自己的最佳水平。最后,评估时间不宜太仓促,两周内完成即可,在评估过程中,应让儿童自觉地完成各种评估项目,如果儿童表现出情绪不安、不配合、哭闹等情况,应更换时间或评估项目。另外,如果有条件,尽可能在评估时拍摄录像保存,一方面利于分析资料,另一方面也可以与训练后的评估做比较。

第四章　团体社交游戏干预之前的准备

在进行团体社交游戏干预之前,干预人员需要精心准备。本章将从团体社交游戏干预的规模和人员组成、团体社交游戏干预的时长和频率的设置、物理环境的设置、游戏材料的准备、为每个儿童单独进行的准备、相应支持体系的建构以及设计干预方案等方面来阐述所需要进行的准备。

一、规模和人员组成

团体形成前,需要考虑好团体的规模问题,也就是参加团体社交游戏干预的总人数。究竟多少成员才能发挥团体良好的互动效果呢? 这需要按照自闭症儿童的年龄、症状的程度、干预时间的长短、教师的经验等因素来综合考虑。比如年龄较小的学生,就适合较小的团队。一般而言,6～10 人是理想的人数。因为团体少于 4 人,无法产生团体互动的效果,而团体人数太多,超过 15 人则会减少每个成员参与团体的机会。^① 当然,对于特殊学校来说,由于其编班的设置规模不会超过 12 个人,所以一个团体也可以是一个自然班的成员。

接下来就要考虑团体的人员组成。并不是每一个自闭症儿童都适合参加团体社交游戏干预。自闭症儿童还未发展出基本的集体交往的能力时,是不适合参加团体社交游戏的。就普通儿童而言,0~2 岁期间对于团体互动的兴趣较少,同时具备的技巧也很少;2~6 岁时会对同伴有兴趣,其游戏行为会从平行性的游戏转换到互动性游戏,团体干预可以在此年龄段儿童中运作;6~12 岁时会对同伴发展出强烈的依附需求,会花大部分时间去学习把个人技巧应用到团体中,这是最适合进行团体互动的阶段;12 岁以上时会更倾向于结构性较低、自由性较大的团体互动。自闭症儿童虽然与普通儿童有差异,但他们团体互动能力的发展阶段与普通儿童差别不大,当他们的能力还没有发展到相应阶段时,是不适合参与团体社交游戏干预活动的。在选择自闭症成员时,还需要考虑彼此之间的年龄差距,这个差距最好不要超过 3 岁,如果是学龄前的儿童,其年龄差距最好不要超过 2 岁,智商差距在 15 分之内。当然,这都是一般原则,在具体活动中是可以因时制宜地进行灵活调整的。

除了自闭症儿童成员之外,最好还有其他"异质性"的成员参加,比如在特殊学校,班级里除了自闭症儿童,还有唐氏综合征儿

---

① 谢丽红.团体咨商方案设计与实例[M].台北:五南图书出版股份有限公司,2011:9.

童、脑瘫儿童等,他们组合成一个团体,就属于"异质性"团体。因为自闭症儿童的核心障碍是缺乏社会互动,当一个团体里都是自闭症儿童时,其互动性也不会太高。而实践中发现,唐氏综合征儿童在游戏中往往比较乐观、善于表现自己,脑瘫儿童参与游戏的主动性、积极性较好,因此吸纳这些社会互动障碍小的"异质性"成员参与,能保证游戏中成员间的良好互动。当然这其中有普通儿童参加的团体干预效果最好,所以,在选择团体成员时,最好能有普通儿童参与。可以通过招募志愿者的方式,吸纳学校、社区里的普通儿童参加,如果没有适龄的普通儿童,在校大学生志愿者也是非常好的资源,他们既可以替代普通儿童的角色,起到示范和发动互动等作用,经过培训还可以充当辅助者的角色。除了这些成员之外,自闭症儿童的游戏干预团体需要教师来作为领导者。与其他团体活动不一样的是,自闭症儿童的干预团体根据需要还可以有辅助人员,比如自闭症儿童家长、领导者助理等,在每次游戏活动时他们可以在自闭症儿童旁边进行辅助。就具体人数来说,安排三分之一左右的非自闭症儿童会比较恰当,他们既能发动或带动成员间的彼此互动,又便于教师进行管理和控制。

二、时长和频率的设置

每次团体社交游戏干预的时间长度是需要事先进行设定的。

游戏时间过短,可能会令干预活动草草完成,使得儿童操练、重复的机会减少,达不到应有的效果;游戏时间过长,自闭症儿童可能无法持续专注于游戏,乐趣性减弱,也会影响游戏干预的效果。所以,要在恰当的时间内完成游戏,这样既能让儿童有快乐的体验,又能让他们获得身心的发展。一般来说,团体社交游戏干预的时间长度与成员的年龄有关。教师还需要考虑每个儿童的注意能够持续时间的长短,以及儿童的心理年龄达到的实际年龄。对于学龄前期的自闭症儿童,一次团体社交游戏干预的时间为 20～30 分钟,对于学龄期(小学)的自闭症儿童则可以进行 40～60 分钟。如果在学校,则可以配合学校上课的时间,通常为 35～45 分钟。总之,一次团体社交游戏干预的理想时间是以成员能集中注意力,且不至于太劳累为依据安排的。

团体社交游戏干预多久进行一次,为期多久,也就是团体社交游戏干预的频率和总次数也是在准备期就应该考虑和确定的。一般来说,自闭症儿童的团体社交游戏干预可以是一周一次,以便于成员有时间消化在团体内的所学,并有机会将所学泛化到日常情境当中去。教师也可以根据自闭症儿童的特殊需要弹性调整。团体干预的总次数,主要根据团体目标是否达成来设定。总次数太少的团体较难进入活动状态,因而会减损团体干预的效果。大部分研究指出,对儿童来说,10 次是最低次数限度。[①] 如果是在学校,那么团体社交游戏干预的次数可以根据每学期的教学周数来定。

三、物理环境的设置

恰当的团体活动环境对于团体干预的效果是有影响的。物理环境的设置需要考虑舒适性、非干扰性、隐秘性、功能性、互动性与催化性等。[②]

从空间上来说,团体活动的场地要大小适中,场地太小则活动容易受限制,尤其对于一些需要进行肢体运动类的活动。场地太大又会使成员之间较难彼此接触,且显得冷清而不易形成凝聚力。一般而言,一间 40 平方米左右的房间,是比较适合进行团体活动的。

场地要不受外界因素的干扰,也不要对外界形成干扰,具有隐秘性,让成员感到安全、较自在地开放自己。对有窗户和门的场室,要为窗户、门安装窗帘和门帘,以便在需要的时候拉上,有条件的地方,门窗可适当选择安装隔音玻璃。

不论房间多大,安全性是一定要充分考虑的。房间的地板最好能铺上地毯或是泡沫地垫,这样既能让成员从事一些粗大及翻滚类的动作,又能让成员随时、随意席地而坐,这样也是较安全和舒适

---

① D. Sweeney, L. Homeyer. 团体社交游戏治疗[M]. 何长珠,等译. 台北:五南图书出版股份有限公司,2001:12.

② 谢丽红. 团体咨商方案设计与实例[M]. 台北:五南图书出版股份有限公司,2011:9.

的。如果游戏室内有窗户,最好能使用安全玻璃及安装防护网,防止当儿童出现愤怒情绪时用拳头或器物砸向玻璃而令玻璃溅飞,以及跳出窗外的意外情况发生。

色彩心理学家认为,颜色对人的情绪和心理的影响很大。有研究者发现:冷色调(尤其是绿、蓝色)有利于促进自闭症患者脑皮质活动达到平衡状态。[①] 因此在墙面颜色的选择上,可选用绿色或蓝色,避免采用鲜艳的色彩,尤其不宜采用容易引起儿童反感,并可能诱发大脑兴奋以及相关情绪行为的黄色和橙色。若条件允许,墙壁可进行墙面软包,软包的高度应不低于学生的平均身高,也可在墙面安装防撞吸音板,以达到防撞与隔音的双重效果。

游戏室中桌椅和柜子也是必需的,根据参与游戏的人数选择相应数量的桌子和椅子,选用的桌子最好是圆桌,或可以拼成圆台的桌子,这样便于儿童之间进行交流。桌椅的高度要适合儿童。最好选择可以调试高度的桌子,以适应不同儿童及不同游戏任务的需要。游戏室中要放置那种带格子的柜子,以便于存放各种玩具和游戏材料。柜子的高度应不高于儿童的平均身高,以方便儿童拿放材料。柜角也要进行相应的安全处理。

游戏室旁边最好有洗手间和小水槽,这样可以方便儿童上厕所,也可以避免儿童利用上厕所以逃避活动。在实践中,经常发现

---

① 曹漱芹等. 4~6.5岁自闭症幼儿颜色偏好的实验研究[J].中国特殊教育,2012(5):46—52.

一些自闭症儿童提出要上厕所,但是却去了 15 分钟或更久还不回来。洗手间位置较近也便于教师掌控。游戏室旁边设小水槽也很有用,可以为沙箱或水箱提供水源,或是为画画时使用,以及打扫卫生时使用。为了方便,有些游戏室可以将水槽设置在游戏室内而非室外,但是,作为自闭症儿童的游戏干预场所,最好不要将水槽设在游戏室内,防止自闭症儿童出现一些不安全状况。

如果条件允许,还可以在场室中增加其他的设备,如录影设备,以方便教师记录儿童游戏的整个详细过程,用于分析儿童在游戏过程中的表现,便于调整下阶段的游戏方案。还可以安装单向玻璃。单向玻璃具有单向透视功能,可方便在室外或另外房间的家长或其他辅助游戏的人员观察儿童的表现,家长通过观察教师的演示,获得相关的干预技能,可在日常生活中进行强化巩固。其他辅助游戏的人员通过单向玻璃,可协助教师记录儿童在游戏中的行为表现,若游戏中出现意外(如儿童突然出现情绪暴躁或攻击性行为)可及时进入游戏室协助教师处理。

上述描述是比较理想的游戏室布置,但是很多情况下,学校可能无法提供这样一间配备齐全的游戏室,这就需要教师灵活使用其他的功能场室,如班级教室、音乐教室、学校小礼堂等,并根据游戏的需要对场所进行重新布置。对一些比较大的场所,教师可适当地用桌子或椅子围成一个固定区域,便于在游戏中对学生进行控制。或者有的教师就在教室的一角用存放游戏材料的柜子围成一个游戏的区域,地上铺上塑料地垫来代替游戏室。

四、游戏材料的准备

游戏材料是儿童表达内心情感体验、使教师与儿童建立积极关系的媒介,是游戏干预开展的基本物质保障。如果没有充实、丰富、适合的游戏材料,儿童就不能充分地调动各种感官,投入足够的情感去参与游戏。由于自闭症儿童的兴趣很窄,选择适合的游戏材料的工作显得尤为重要,因此在选择游戏材料时一定要经过深思熟虑。

(一)游戏材料选择的原则

安全性。游戏材料的材质必须符合安全卫生标准,在应用之前应进行擦拭或消毒处理。不选择尖锐、锋利、较重、易碎的物品,以免儿童在游戏中伤害到自己或他人。因此,应尽量选择光滑、轻便、结实的游戏材料,以便儿童拿取,也更为安全地使用。

直观性。多数自闭症儿童都伴随智力障碍问题,他们的思维多处于具体形象思维阶段,因此直观、形象的物品更能引起他们的兴趣。一些情况下,有一些游戏可用真实物品,如碗、筷、杯子等,以激发儿童已有的认知经验。

丰富性。实践中发现很多游戏材料或游戏本身很难引起自闭症儿童的兴趣,在团体活动早期他们多数缺乏明确的活动目的,只是简单模仿其他人,其他人选取某种游戏材料时,他们往往也会选择同样的材料,若同样的游戏材料不足,他们也往往不会选择其他相似功能的材料代替,因此,在准备游戏材料时,同类物品在数量上应多准备一些。

(二)游戏材料的种类

一般来说游戏材料共有三种。

1. 模拟现实生活类材料

人物类,包括代表家庭成员的、小朋友、教师、警察、医生、护士、厨师、售货员等的玩偶或手偶等。

动物类,各种儿童常见动物造型的玩偶或手偶等。

建筑、设施类,房子、家具、医院、警察局、学校、超市、游乐场等的模型。

生活用品类,服装、食物、水果、烹饪工具、餐具、清洁用品、电话、球类、图书等相关模型或图片。

交通工具类,各类家庭用车、火车、飞机、船、救护车、消防车、警车、校车等的模型。

鉴于自闭症儿童的兴趣特点,模拟现实的生活类材料要求选取儿童所熟悉的,只有这样,儿童才不会对材料有抵触情绪,并能够很快进入游戏情境,这样才能引发儿童的某些行为,以此了解儿童的真实内心感受和体验。必要的时候,根据游戏的目的,教师还可邀请家长或本班教师参与游戏材料的准备工作,或直接由家长或本班教师提供儿童在家中或班级中用过或玩过的一些玩具。

2. 创造性表达类材料

创造性表达类材料,如黏土、沙、水、橡皮泥、积木、画笔、各种颜色的纸、玩具剪刀等。例如,部分自闭症儿童虽然无法用语言表达自己内心的体验,但是可以用画笔画出他们的想法,这时他们画出的事物就是很好的用于分析儿童内心的材料。又如,在团体社交游戏过程中,突然需要某种材料,但是却未准备这种材料,比方说在烹饪游戏中,儿童突然说想吃饺子,这时橡皮泥和黏土就可以很好地解决问题,儿童借助橡皮泥或黏土,结合已有的生活经验创作出需要的造型,同时也培养了儿童的创造能力。

3. 情绪发泄类材料

情绪发泄类材料,如敲桩玩具、玩具刀枪、不倒翁拳击袋、发泄球、棒棒槌,还有一些可用于敲打、踩踏、撕扯的塑料或毛绒玩具等。有攻击性行为的自闭症儿童可以通过这些材料将他们的攻击性情绪释放出来,获得满足感,进而投入预设的团体社交游戏中。

这些游戏材料要有序地摆放在柜中,并且每个材料放置的位置要固定,便于儿童在游戏中迅速找到所需材料,每次游戏结束后,如果发现破损的材料,要及时修补和更换。

五、为每个儿童单独进行的准备

自闭症儿童之间的差异较大,因此,在游戏开始之初,要充分认识到儿童之间的差异,并针对每个儿童做不同的活动准备。

(一) 视觉提示的准备

语言缺陷是自闭症儿童的核心问题,实物、文字和图片无疑是与自闭症儿童沟通的第二语言,通过这些视觉信息,教师可以在需要的时候,为儿童提供"应该做什么或说什么,不应该做什么或不应该说什么"的具体信息指导,或者在儿童有一些具体需求的时候充当与其他人沟通的媒介的角色。如案例 4-1 中教师准备的提示卡。

【案例 4-1】

柏柏在游戏过程中经常喜欢自言自语,这样教师可以为他准备一个"用手捂嘴"的视觉提示卡片,在游戏前先向他说明卡片的具体用途,在游戏中,当他出现自言自语的情况时,及时呈现提示卡,一方面制止了他乱说话的行为,另一方面也避免了在游戏中语言提示对其他儿童或整个活动的干扰。

由于参与游戏的儿童存在不同程度的差异,因此需要教师根据每个儿童的具体情况事先做好准备。认知能力好的儿童,就需要一些文字方面的视觉提示信息,认知能力差的儿童就需要一些形象的图片提示信息。需要注意的是,应在游戏开始之前教师就向儿童做具体的说明,确保儿童熟悉每个提示信息的具体意义。

视觉提示材料主要应用于:①游戏干预前,如教师根据每个儿童不同的认知能力,制作一张或者由几张卡片串成一串的具体的图片或文字的游戏活动流程表,让儿童对整个活动有一个大概的了解;②活动中,对儿童的行为做提示,或作为与其他人沟通的媒介;③活动后,帮助儿童回顾整个活动获得的经验或不足之处。

(二)社交剧本的准备

社会交往能力的缺陷是自闭症儿童的主要障碍,它影响了自闭症儿童与其他人的交流与沟通,导致部分儿童在之前的生活经历中可能还没有获得很多在集体活动中沟通的技能和技巧。因此事先对沟通技能与技巧进行教学是必不可少的。社交故事作为提升自闭症儿童沟通能力的方法,被广泛地应用于自闭症儿童教学和干预康复训练中。教师通过事先对每个儿童的观察、评估及与家长的沟通,了解每个儿童在社交中存在的障碍问题,可以针对儿童的不同需求编写社交剧本,并进行干预。案例 4-2 是一个用社交故事对儿童进行干预的案例。

【案例 4-2】

通过家长反映及教师观察,教师发现东东不懂得与别人"如何分享玩具",就为东东设计了"如何分享玩具"的社交故事,主要内容为：小朋友们都很喜欢玩玩具，大家玩玩具的时候，每个人都会非常高兴。如果我在玩玩具的时候把自己的玩具分享给其他小朋友，那么我会受到老师和妈妈的表扬，还会受到其他小朋友的欢迎，并且其他小朋友都愿意跟我玩。

在游戏的过程中，如果教师发现某个儿童出现了不符合社交规范的行为，干预活动之后，教师也可利用社交故事针对儿童的问题进行个别干预。参见案例 4-3 中用社交故事进行的干预。

【案例 4-3】

在游戏中，教师发现露露对别人的帮助不能表达感谢，就为露露设计了一个"向他人表达感谢"的社交故事，主要内容为：在学校、家或其他地方，别人帮了我们的忙或给我们吃了好东西，我们会非常开心，这时我可以跟他说"谢谢"，或者跟他握握手，也可以朝他竖起大拇指，如果我们这样做，老师和妈妈会表扬我们是非常棒的好学生。

（三）标签分类的准备

多数自闭症儿童由于伴随有智力障碍问题，因此在游戏中无法快速从众多材料中挑选出本次活动的材料。在活动之前，教师可适当地将活动中的材料挑选出来，进行分类整理，并做好相应的标签，方便儿童在游戏中更好地操作使用。对于不同环节的视觉提示卡，教师要做好分类，如针对用餐礼仪提示卡，可以分别将吃饭前、吃饭中、吃饭后的串在一起，并做好相应的标签。

六、相应支持体系的建构

由于自闭症儿童社会交往的这一核心障碍,在无结构化的、自然的情境中,他们很难发起或维持一段社交互动,因此,在干预过程中,需要积极吸纳其他人的参与与支持。在团体干预中,通常有家长、儿童所在班级的老师、异质性同伴(非自闭症的特殊儿童或普通儿童),以及社会志愿者、义工等参与支持。在互动交往中,自闭症儿童会由于缺乏沟通技巧而表现出焦虑、恐惧、沉默等消极的状态,甚至出现严重的情绪行为问题,此时,成人的及时鼓励及方法策略的指导对于教会自闭症儿童沟通技巧,帮助自闭症儿童树立参与活动的自信心具有重要意义。成人一般坐在儿童的侧面或者后面,通过口头、动作或借助视觉提示卡等方式对自闭症儿童做出提示和指导。案例 4-4 就是一个给予相应支持的干预案例。

【案例 4-4】

阿荣在玩汽车玩具,教师坐在他身旁,同伴过来,拿起一个小汽车玩具的时候,阿荣大叫。此时,班级教师把手放在阿荣的胳膊上,指向同伴,阿荣看着同伴,教师说:"那是我的。"并且协助阿荣伸手去拿回小汽车玩具,阿荣说:"那是我的。"然后伸手去拿,通过教师的协助,阿荣学会了如何保护自己的玩具,如何在不想让别人拿走的时候要回自己的玩具。

　　在游戏干预的早期,家长的参与至关重要。游戏开始阶段,自闭症儿童进入一个新的环境,面对一些陌生的面孔,会表现出明显的恐惧、焦虑情绪,以及对其他人产生拒绝的行为,此时,如果家长与儿童一起进入游戏情境,那么儿童就会获得安全感,从而能较好地参与活动。在游戏过程中,家长发现儿童问题的同时也会获得一些有针对性的干预技巧,可在家庭或社区开展各种类型的、相关的真实游戏活动来辅助干预儿童,以增强干预的效果。

　　同伴之间的关系是平等的,同伴间的交往互动是儿童重要的学习资源,同伴群体中,儿童之间更易于互相观察、模仿、合作、学习。因此,在游戏活动过程中,积极吸纳一些社会互动障碍小的异质性同伴(非自闭症的特殊儿童或普通儿童)参与活动,有利于积极、良好的互动关系形成,更有利于自闭症儿童社会交往技能的形成。

　　除此之外,大学生志愿者、社会义工等都可以成为团体社交游戏活动中的支持者。他们在游戏中可以起到很好的支持、辅助及示范、协调等作用。需要强调的是,对自闭症儿童进行团体社交游戏干预绝不是单一的自闭症类儿童在互动,而应取得更多人的支持,与更广泛的对象互动。比如,案例 4-5 就是某学校在网站上发布的志愿者招募公告。

【案例 4-5】

自闭症儿童团体社交游戏活动

★爱心志愿者招募★

2019 年 6 月 12 日

★志愿者需求:每周约 5～7 名。

★活动时间:7 月 11 日—8 月 29 日,每周六 14:15～16:15,共 2 小时,可排班。

★活动名称:自闭症儿童团体社交游戏活动。

★协助内容:协助 6～10 岁自闭症儿童参与团体社交游戏活动。

★欢迎有爱心、有耐心,愿意陪伴自闭症儿童的您来当志愿者。

★报名方式

电话:×××

Email:×××

七、设计干预方案

干预方案的设计是整个团体社交游戏干预的关键。干预方案为整个干预活动起到了导向作用。只有系统完整、考虑全面的游戏方案才能保证游戏干预的成效。一般来说一个完整的活动干预方案既包括整体的计划,也包括具体的每次活动的计划。

(一)团体社交游戏干预的整体计划

不论每周 1 次,一共 10 次活动的团体社交游戏干预,还是每周 2 次,一共 36 次活动的团体社交游戏干预,其整个团体社交游戏干预的发展阶段是一样的。大致都会经历开始阶段、过渡/探索阶段、工作阶段和结束阶段四个阶段。其中,开始阶段,是让团体成员在活动中互相熟悉,订立团体规则,并建立信任感。过渡/探索阶段,成员彼此间能互动,同时也愿意多说,愿意尝试冒险。工作阶段,是团体社交游戏干预的重点阶段,这一阶段的任务都将围绕儿童社会交往能力的提高进行,如学习新技能、完成不同的工作任务等。结束阶段,主要目标是与儿童一起回顾在团体中的收获,并整理好情绪,这会使儿童从心理上做好游戏干预应对团体活动要结束的准备。

团体社交游戏干预的整体计划即我们所称的"大计划",主要包括团体社交游戏干预中所涵盖的主题,以及上述的开始阶段、过渡/探索阶段、工作阶段和结束阶段应分别设计怎样的主题活动。表4-1就是一个团体社交游戏干预整体计划的案例。

表 4-1　自闭症儿童团体社交游戏干预计划[①]

团体阶段	干预时间	内容	游戏活动主题
开始阶段	第1周	相互认识:熟悉新伙伴和活动环境,体验自己作为团体一员的感觉	1.有缘千里来相会
过渡/探索阶段	第2～3周	增进了解:进一步熟悉同伴,尝试叫出同伴的名字,愿意与同伴一起玩	2.让我们更亲密 3.让我们一起玩

---

① 改编自刘一. 自闭症儿童团体社交游戏治疗的实践研究[D].华东师范大学硕士论文,2012:28—29.

续表

团体阶段	干预时间	内容	游戏活动主题
工作阶段	第4～7周	促进信任:团体成员相互信任,增加合作意识	4. 瞎子收袜子 & 传球比赛 5. 蒙眼绕障碍 & 信任后倒 6. 布船 & 啄木鸟 7. 假面传递 & 小小建筑师
	第8～12周	自我探索:团体成员充分展现自己的特征,帮助成员了解自己	8. 布船 & 画图游戏 9. 沉默是金 & 美丽的玫瑰花 10. 想象表达 & 猜领袖 11. 猜猜我有多爱你 & 脚趾尖王子 12. 学校新规则 & 层层叠
	第13～19周	问题呈现和解释:团体成员讲述自己在什么情况下生气、愤怒等,帮助团体成员了解自己出现问题行为的环境,以及重新定义这些问题并找到合适的处理方式	13. 气球的愤怒 & 指手画脚 14. 小心蛋宝宝 & 纸上算命 15. 连体人 & 弹性爆炸 16. 生气的游戏 & 友好的要求 17. 表决 & 感觉气球 18. 竞技游戏 & 心情故事 19. 不出声 & 拉小球
结束阶段	第20周	相互告别	20. 再见,亲爱的朋友

(二)团体社交游戏干预的具体计划

当整体的团体社交戏干预计划设计好后,还需要对每次的团体社交游戏干预活动进行具体设计,主要内容包括以下几方面。

1. 活动主题,主要是某项活动的名字,这是对某一游戏活动内容的高度概括。

2. 活动目标,主要是活动最终所要达到的目的和所要完成的任务。在活动实施的各阶段,都应围绕总体目标制定不同的阶段发展目标。

3. 活动对象,主要是游戏干预的具体人员组成的介绍,必要时还应对每个活动干预对象做具体的情况介绍。

4. 活动准备,主要是活动中所需要的一些具体材料的介绍。

5. 活动时长,主要是活动起始至结束的具体长度说明。除了需要规划整个活动的时长外,每个活动阶段还要有具体的规定,一般来说针对自闭症儿童的每次活动时间不宜过长,以 30 分钟左右为宜。

6. 活动实施过程,是整个游戏活动设计的重点。一次完整活动的实施周期可以包括复习活动、热身活动、游戏活动以及总结活动等阶段。每个阶段教师可根据具体的活动目的针对儿童的特点设计不同的游戏活动。表 4-2 就是一个具体的游戏活动设计方案的例子。

表 4-2　游戏活动设计方案

活动主题	拯救公主
活动目标	发展团队合作、发展精细动作、合理表达情绪
活动准备	公主玩偶及七条绳索各两份
活动时长	30 分钟
活动实施过程	（1）复习及介绍 　团体成员先复习上次的游戏活动,然后介绍当天团体的游戏活动（"拯救公主"）,并介绍如何执行此游戏主题。 （2）暖身活动 　简单的肢体活动:"三只小熊"。教师跟着音乐节拍做简单动作,儿童模仿。经由暖身活动提升成员的专注力、动作能力及对游戏的兴趣后,随即进入主要活动。

续表

	（3）主要团体活动 依成员自我意愿分为两组，并由该组成员推派出一名成员为组长，组长为该组的代言人。 在活动进行前，先讲解游戏进行的方式，说明游戏规则。接着团体成员其中之一进行示范，并询问大家是否了解游戏规则。如果不了解，则重新讲解。 请两组成员分别将七条绳索绑在公主玩偶上，完成后回座位上坐好，听到指令后，拆解对方绑在公主玩偶上的绳索，将七条绳索完全拆解开者，即代表完成。 （4）分享、讨论及赞美时间 当游戏活动告一段落时，进行分享、讨论及赞美，教师先简要说明此次团体活动名称及内容，示范说明参与游戏的心得及感触，再请成员发表其心得及感触，并请团体成员说出其所观察到的有好行为的成员是……好行为是…… （5）颁奖时间 依照每位成员所得的代币数进行选礼物、颁奖的活动，获得最多代币者先选礼物，并担任班长，在团体社交游戏结束时接受表扬。
注意事项	在拆解绳索的过程中，有些儿童可能力气比较大，会碰撞到其他成员，其他成员可能也会握拳反击，这时教师应该及时制止攻击行为，并引导儿童做好行为及情绪管理

另外，需要说明的是，每一次的游戏干预，并不是只能进行一个活动，而是以主题活动为主，还可以增加和穿插一些暖身活动、中场休息活动、活跃气氛活动和分享活动等，防止学生因活动单一而降低参与性。

7. 活动应注意的事项，主要是对活动中所应注意的问题做明确的说明。

第五章　团体社交游戏干预的策略

　　自闭症儿童接受团体社交游戏干预，其目的是形成良好的沟通、社会互动和自我控制技能，与同伴、教师和社区的其他成员建立更正向的互动关系，并且能在班级、学校和社区中扮演更主动的角色。在对自闭儿童进行干预时，不仅要注意其能力的提高以及行为的改善，还要注重其生活品质的提高。

一、创设安全、接纳、理解的团体氛围并设定规则

　　自闭症儿童因为不能很好地理解和运用社交中的知识，不了解他人的社会角色，也不会扮演恰当的社会角色，因而经常在社会互动中被排斥，这种排斥使他们获得更多的是关于自我的负面认识。因此，在进行团体社交游戏干预时，要创设一个真诚接纳他们的团体，让他们有正向的体验和经历。被尊重和接纳会使他们觉得自己确实被周围的人接受，从而进一步肯定自己，接受自己。另外，还能让他们有机会在安全的环境下学习新的知识、实践新的技能、整合

以往的经验等。

在团体社交游戏干预之初,教师应该积极创设安全、接纳、理解、开放的团体氛围,以此激发儿童对他人的兴趣,引导儿童参与团体活动,增进儿童之间的信任感和安全感。具体的做法是:第一,教师自身要接纳并尊重自闭症儿童个体间的差异,了解他们不同的发展水平和方向,了解他们的不同需要,并依据他们的不同需要来设计游戏。第二,教师要无条件地接受儿童,接纳儿童的正、负面情绪,但不认同儿童的问题行为。要与儿童建立友好、温暖的关系,使儿童产生接触的意愿。第三,教师要敏感地辨识儿童所表达的情感,并以儿童能够理解的方式向他们表达及解释这些情感体验,以协助儿童洞察自己的行为、认识自己的情绪。第四,相信儿童自己解决问题的能力,允许儿童自己做决定,并让儿童对自己的决定负责。除此之外,教师还应该认识到干预是一个渐进的过程,自闭症儿童的成长也是一个渐进的过程,不能试图加快干预的进程,否则会阻碍他们的自我成长。如案例 5-1 是教师在游戏之初对儿童的接纳。

【案例 5-1】

当教师介绍完游戏规则以后,小君马上说:"这是个无聊的游戏,这是个无聊的游戏,我不要做这个游戏……"并开始捣乱,一会儿跑去拿球,一会儿自己掏出笔来画画。教师没有训斥他,而是走过去,把小君揽在胸前,让他面向大家,并说道:"哦,你觉得这是一个无聊的游戏,我知道你不太想玩,那我们就在这里看其他人是怎么玩的吧。你来帮老师当个小裁判,因为你眼睛尖,可以看得很好。"

在游戏之初,还要设定必要的限制,因为在真实的环境中同样存在很多自然或人为的限制。在完全放纵的环境下儿童并不能感到安全、被尊重及被接纳。结构化的环境会给儿童提供一个练习自我控制和自我负责的机会。设定限制的目的是为了让儿童感到安全、被接纳及被尊重,同时提醒儿童意识到他们对自己、对游戏室及对教师的责任。一般来说,设限包含三个原则:

1. 不要伤害别人,不论是口语还是肢体上。

2. 不要伤害自己。

3. 不要破坏任何物品。

当然,除此之外,具体的游戏可能还会有其他具体的限制。比如案例 5-2。

【案例 5-2】

游戏课上,师生一起玩"小兔子乖乖"的游戏,游戏前,学生自主选择扮演的角色——大灰狼或小兔子。待角色扮演者确定后,教师向学生说明游戏的规则:教师指着地上的圆圈告知学生,圈内是小兔子活动的范围(即安全区域),圈外是大灰狼活动的范围。当音乐响起时,大灰狼和小兔子要在各自的活动范围内跳舞,大灰狼不得进入小兔子的活动范围,小兔子只能在自己的活动范围内跳舞,超越活动范围者将会被取消游戏资格,在一侧(特定的正方形区域内)

旁观。游戏开始,音乐响起,教师带着一群小兔子在圆圈的边缘处随着音乐跳舞,大灰狼也在圈外跟着教师跳舞。由于过于兴奋,大灰狼和其中一只小兔子超出了活动范围,这时教师暂停音乐,让超越活动范围的大灰狼和小兔子到指定的正方形区域内旁观,并告诉他们:"因为你们超出了自己的活动范围,所以只能在这里旁观其他同学游戏。"教师挑选其他学生替补,游戏继续,一只在教师身旁跳舞的"小兔子"越跳越兴奋,当他快要超出活动范围时,他看了一下脚下的圆圈,立即把脚缩回去,他明白了限制在哪儿,明白了一旦越线将会被取消游戏资格。两轮游戏结束以后,教师让旁观的大灰狼和小兔子归队,再次进行游戏,两名学生都没有再次超越活动范围,这说明学生明白了教师设定的限制,并且努力遵守。

二、适度的支持和辅助

有研究者发现,指导性团体社交游戏治疗(相比于非指导性团体社交游戏治疗)是改变儿童社会适应能力的最有效办法之一。[①]也就是说,进行社交性团体社交游戏干预是需要给予学生适当的指导和支持的。尤其对于自闭症儿童来说,社会交往障碍是他们的最大障碍,在游戏干预时完全以他们为中心,若让他们自由发展则非

---

① L. Smith. The relative effectiveness of two groups play therapy approaches in modifying the social adjustment of primary-grade children[D]. Pacific Graduate School of Psychology, 1987.

常不利于他们社交能力的提升。因此,在进行团体社交游戏干预时,需要给予他们适度的支持和辅助。

适度支持和辅助的原则是:当儿童没有正确反应时要及时地给予支持和辅助(5秒钟内),但从第一次支持和辅助开始,就要想到将来撤除的过程,即需要设法在下一活动中尝试减弱支持和辅助的程度。支持和辅助的种类包括以下几方面。

1. 身体辅助——通过接触儿童的身体以帮助他做出正确反应,包括完全的和部分的身体辅助。

2. 动作示范——通过示范指令要求的动作,帮助儿童理解并完成。

3. 手势辅助——用手势动作(指点、示意)帮助儿童做出正确的反应。

4. 方位辅助——将刺激物放到儿童容易给出正确反应的位置上。

5. 语言辅助——用语言补充描述指令,示意儿童应有的正确反应或在语言刺激中给出全部或部分正确答案。

6. 视觉辅助——用图片或实物对儿童进行提示。

从身体辅助到视觉辅助,其辅助的程度由高变低。如果是教授一个新内容,那么辅助的程度应该由高到低,如果是复习一个旧内容,那么辅助的程度是由低到高的。案例5-3就是一个适当运用辅助的例子。

【案例5-3】

在团体社交游戏过程中,小培和爸爸一起参加"我是小姚明"的游戏,游戏要求家长和学生相隔两米面对面站立,学生需要把五个小皮球逐一投进家长胸前的竹篓里。前三个球投完之后小培躺在地上,不愿意继续游戏,无论爸爸怎样哄都不愿意起来。这时,教师发现僵持着的父子俩,便走过去询问情况。小培没有语言能力,不会表达,据小培爸爸反映说,小培因为前三投都没有投进爸爸胸前的竹篓里,而别的同学都投进去了,便生起气来,躺在地上不愿意继续游戏。了解情况后,教师对小培说:"小培,起来,老师和你一起投,一定能投进去的。"小培不情不愿地站起来,教师手把手地和他一起投,两人很吃力地把球投进竹篓里。投进两球后,教师发现,小培爸爸的身高较高,而小培较瘦小,上肢力量不足,父子两人身高差距较悬殊,在同一地面高度上小培很难把球投进爸爸胸前的竹篓里。于是,教师找来一张小板凳,让小培站在小板凳上投球。身高的差距因为小板凳的高度而被缩小了。这次,小培连中三球,和爸爸顺利完成了游戏,获得了礼物。游戏后,教师笑着说,站在板凳上投球的小培果真是"小姚明"。小培爸爸感慨地说,自己太粗心了,忽略了孩子与自己的身高差距,其实一张小板凳或者自己下蹲一下,就能帮助他完成游戏,让他享受到成功带来的喜悦。

三、注重语言的描述

所谓注重语言的描述,即教师应该注重以语言为中介,引导儿童理解眼神、表情、行为等非语言符号所代表的含义。对于眼神、表情、行为等非语言符号的含义,以及一些语言符号的"弦外之音",如果不以语言文字的形式将它们解释清楚,自闭症儿童靠自身的能力去体悟是比较困难的。具体而言,教师可以描述的内容有以下几方面。

1. 描述动作的名称

描述儿童正在做的事情,可以让他了解自己的行为,并让他知道他所付出的努力和他所取得的进步会随时得到关注。这也会有助于儿童形成良好的自我概念。描述儿童正在从事的活动,不仅会使他更加专注于他正在从事的活动,也可以帮助他把活动维持下去。描述时可以有意识地加入一些赞美的话语来鼓励儿童的行动,例如可以说:"我看见你在很仔细地找玩具。""哇! 你已经找到了所有的玩具。"

2. 描述教师自己的行为

教师可以通过描述自己的行为来帮助儿童学习新词汇和理解生活常规。描述教师自己的行为,不仅可以帮助儿童了解教师的行为,也会让儿童感受到教师对他的接纳和支持,从而愿意让教师融入他的世界里去。例如："我看到你在垒积木。""我正在拖地板,等我打扫完以后再跟你一起玩。"

3. 描述表情、情绪

描述儿童的情绪,不仅能帮助儿童获得被理解的感觉,也可以教会儿童使用语言来表达自己的情绪。这种方式可以表达对儿童的理解,也会使儿童更有安全感,并会加强自我认知。一旦儿童意识到自己的情绪和他人愿意接纳他们的情绪以后,他们就更容易学会用正确方式来表达自己的情绪,而非借助问题行为去宣泄自己的情绪。

当教师看到儿童表现出情绪时,可以告诉他:"我知道你很伤心,因为……""你很失望……""你看起来很高兴!""你急着想出门,但现在……"

经常、反复地用语言描述儿童的行为、儿童的表情、情境氛围,解释语言的隐含含义,或者提出问题,引导儿童去体会和观察一些行为符号的意义等,这个过程并不是直接"教",而是通过提问、引导、重复等形式来让儿童不断地去体验和领悟,在与他人的互动中建构起符号的意义。

【案例 5-4】

在玩"我的眼睛会寻宝"游戏时,老师和助教做完示范以后,就问大家:"那个寻宝人为什么会找到宝藏呀?"有儿童回答:"因为那个藏宝人的眼睛看了一下。"老师马上接着说:"所以呀,要找到宝藏在哪里,就一定要仔细地看藏宝人的眼睛哦,看看他的眼睛在看什么地方。"

在游戏"阿里巴巴神灯"开始前,老师讲解游戏要求:只有老师和"阿里巴巴"(选取一名学生扮演)知道"神灯"藏在哪里,其他学生可以自行寻找,也可以通过询问"阿里巴巴"得知"神灯"的下落。前提条件是"阿里巴巴"不能直接用说话的方式告知"神灯"的方位,只能通过眼神注视、摇头、点头的方式给予线索。最快找到"神灯"者胜。游戏开始,所有学生都选择自行寻找,结果都没有找到。老师提示可以向"阿里巴巴"请求帮助,这时,一个学生上前问"阿里巴巴":"神灯在哪里?""阿里巴巴"眼睛直直地看着一个方位,该生没有注意到"阿里巴巴"的眼神注视,继续发问。这时,老师对该生予以提示,观察一下"阿里巴巴"的眼睛看哪里。该生循着"阿里巴巴"的眼神看过去,将信将疑地问:"神灯在那里?"这时,"阿里巴巴"重重地点头。于是,该生循着"阿里巴巴"眼睛看向的方向走去,果然在桌子底下找到了"神灯"。游戏结束后,老师问该生:"'阿里巴巴'没有说话,你是怎样找到'神灯'的?"该生回答说:"老师让我们看看'阿里巴巴'的眼睛看哪里,而'阿里巴巴'的眼睛一直看着那里,我问他'神灯'是不是在那里时,他点头了,所以我知道'神灯'就在那里。"

四、创设情境,引导儿童体会和扮演各种角色

角色体会和角色扮演是社会互动的关键机制。在社会交往中,

人们会根据当时的情境扮演某种角色,并借助于语言、表情、肢体动作等,将这种角色暗示给对方,而他人也会由此而选择对应的角色,这样才能顺利产生互动。所以,个体是通过了解他人角色和扮演自身角色,来与他人互动并协调互动的。普通人对于角色的辨识和理解是在社会化过程中自然形成的,而自闭症儿童对角色的辨识和理解需要进行额外的引导和体验才能获得。所以,除了上述以语言为中介来引导儿童学习社会互动之外,创设各种情境让儿童来体会他人的不同角色,也是一种重要的干预策略。

"人际互动的过程总是在特定的情境下完成的。"[①]这样,在团体社交游戏中就应积极创设各种模拟或者真实的情境,让儿童尝试在不同的情境下识别和体验不同的角色,扮演好恰当的角色与他人进行互动。案例 5-5 是在特定情景下,儿童学会了正确的做法。

【案例 5-5】

按规定,在团体中大家都要相互称呼胸牌上的名字,如果叫错了就要接受小惩罚——被大家用充气榔头轻敲一下。结果昨天游戏时老师犯了个错误,把小曲叫成他的本名,大家就要用充气榔头敲老师一下,因为没有设限,小李就狠命地打在老师的脸上,疼得老师眼冒金星。助教此时就在他旁边说:"你希不希望人家这样打你?"他马上说:"那我自己惩罚自己一下吧。"说完他就用榔头敲了

---

① 刘芳. 谈课堂教学的"情境定义"——一种符号互动论的分析[J]. 外国中小学教育. 2002,3:39—41.

一下自己。今天,当老师又犯同样的错误,把小董叫成他的本名时,大家都要来敲老师,这时候,小李就只是用充气榔头轻轻地敲了老师一下。

在运用创设情境这个策略时,还应结合使用语言描述策略。描述表情、动作、心情、情境……这个解释过程,也是一种符号互动,以便于让儿童对自己和他人的角色有进一步的认识,促进概念认知的内化。案例5-6就是一个非常生动的创设情境、扮演角色的例子。

【案例5-6】

这是一次持续时间较长的大型团体社交游戏活动,游戏活动主要模拟的是超市情境。在游戏的不同阶段,学生需要扮演不同的角色。在前期活动中,不同年龄组的师生分担了不同的"装修"任务。大龄组师生充当货架、收银台、收银机、休息座位的"搬运员",中龄组师生充当区域分类指示和商品价格标签书写和粘贴的"装饰员",低龄组和重度班师生充当商品摆放的"整理员"。不同组的老师又将所分配的任务划分成多个小任务,让学生通过完成不同的任务来赚取数额不等的"钱",待超市开张后,学生可用自己赚取的"钱"来购买所需之物。前期工作完毕后,学生已赚取了足够的"钱"。超市开张之际,新的任务如期而至。大龄组师生充当"收银员",专门负责把顾客购买的商品录入电脑、计算费用,找零,补充商品及规整货物。中龄组师生充当"导购员",专职负责介绍指引分类区域,告知低龄组和重度班学生货品的保质期、价钱,引导有需要的学生到休息座位就座。低龄组及重度班学生充当"顾客",懂得用自己的"钱"文明购买所需之物,懂得到收银台结账,并在他所拥有的钱不足以购买所挑选的商品时,懂得放弃其中一些商品。超市开业当天,大龄组和中龄组的师生戴着各自的工作牌,正式上岗,他们在各自的服务区域耐心等待"顾客"的到来。当"顾客"进来时,他们热情地打招呼"欢迎光临","导购员"耐心地陪伴"顾客",适时讲解。"收银员"仔细核对商品价格,并在"顾客"购物完毕时热情地说"欢迎下次光临"。"顾客"购物后能在休息座位上安静地等待自己的同伴。超市顺利营业。

五、依靠榜样的力量,发展儿童自发行为

团体社交游戏的互动形式有着诸多优势。在团体活动中,儿童常常把群体作为评价他们行为和形成观点的参照框架,容易接受来自同伴的反馈,他们相互比照、模仿和竞争,促进了更多自发性行为的产生,同时也增强了自控能力。因此在活动中,教师应该经常借助榜样的示范作用、同伴的压力、团体的凝聚力等实现对自闭症儿童的有效干预。案例5-7和案例5-8呈现了同伴的作用。

【案例5-7】

在"寻找表情图片"的游戏中,老师宣布大家都可以选一个自己喜欢的贴画。大家马上就要一拥而上,老师迅速问:"我们应该让谁

先选呢？是让大朋友先选呢？还是让小朋友先选呢？"小李说："让小朋友先选。"老师又问小秦："小秦，你说谁先选呢？"小秦说："我先。"老师问："为什么呢？"小秦说："因为我就喜欢那个贴画。"老师说："你喜欢那个贴画，而且因为你今天做得快，对不对？"接着问小杜："你觉得谁先选呢？"小杜说："我先。"老师说："哦，那你们觉得都是自己先选，都不错，可是我们的小李说让最小的同学先选，他觉得大朋友要照顾小朋友，那你们觉得呢？"大家纷纷同意让小朋友先选。于是老师决定小李挑了一个以后还可以再挑一个，以强化他的正确观点和行为，同时也给大家起到示范、表率作用。这个作用马上见效果了——游戏结束后，小李作为颁奖人颁奖的时候，他想先颁给小莫，但是小莫说："我不愿意，我想先让给小曲，他最小！"大家都为他欢呼。

【案例 5-8】

四年级的小森一直视班长小跃为"偶像"，老师也发现，在一些特定的教育情境中，例如，小森很畏惧一些体育游戏而不愿意学的时候，老师让小跃给小森做示范，小森能克服心中的恐惧而努力去学。在一次过"8"字形弯道的自行车游戏中，有两个学生不敢骑车走弯道，在弯道处停滞不前，其中一个学生就是小森。老师上前鼓励两个学生大胆地骑，并让班长小跃在他们面前示范怎样过弯道，老师同时在旁边讲解："手轻轻摆动车头，脚轻轻地蹬，要稳，不能操之过急。"小森看完小跃的示范，发起脾气来，大喊："不骑了！我不会!"随后放下自行车准备离开。这时候,老师让另一名学生学着小跃的方法试着骑,该学生颤颤巍巍地骑过了弯道。老师对小森说:"你看,他和你一样本来不会过弯道的,但是他跟着小跃学习了怎样过弯道,现在自己能过了。你要不要也跟着小跃试一下?"小森不置可否,老师让其他学生来邀请小森继续骑车一起过弯道,小森终于扶起了自己的自行车,但仍不肯骑。这时,小跃骑着车来到小森身边,鼓励小森说:"小森,我带你过弯道,不怕的。"听了小跃的话,小森终于鼓起勇气骑上了自行车,并且按照小跃的示范,颤颤巍巍地通过了"8"字形弯道,同伴们都为小森鼓掌,小森非常高兴。当老师提出再过一次弯道时,小森很快便自己骑到起点准备过弯道。

六、适当重复

适当重复这个策略是指,当在某个活动中儿童学习一项新技能后,在别的游戏或者活动中还应适当重复练习新学习的技能。在团体社交游戏中,应该围绕一个中心目标设置多个游戏活动,通过多次反复,使得习得的内容能够在合适的场景中快速、准确、恰当地表现出来。即使是那些我们通常认为是非常简单的技能,自闭症谱系障碍儿童可能都需要不断地重复练习。

重复并不意味着做一模一样的活动和事情。可以在不同的时间复习,可以在不同的情境中练习,还可以面对不同的对象练习。

重复练习尽量具有变化和生动性，一方面是为了增强儿童的兴趣，一方面也是为了让儿童能将新学到的技能进行良好的泛化。案例 5-9 是在不同情境中巩固相关知识的案例。

【案例 5-9】

数学课上，老师已经教学生"认识长方形"。于是在数学课之后的团体社交游戏活动中，老师设计了"寻宝游戏"：学生需要在贴有各种形状卡片的教室里寻找出长方形的卡片，把所有长方形卡片收集起来才能换取开启百宝箱的钥匙。游戏开始后，学生需要在不同角落、各种形状中找出"长方形"，有些学生可以自行找出长方形卡片，有些学生需要结成"联盟"一起寻找，而盟友的作用是当找出一个长方形卡片时，需要告知不认识长方形的一方"这是长方形"。多次游戏后，学生收集齐所有长方形卡片，成功换取开启百宝箱的钥匙，获得宝藏。游戏结束之后，班上学生都认识了长方形。

在团体社交游戏活动之后的美术课上，美术老师设计了一个"我是小小边框师"的游戏。第一个环节是"我给照片加边框"，要求学生以同伴合作的方式在可选择的各种形状框架中挑选出长方形框架，然后用长方形框架把照片中的人物部分框出来。第二个环节是"我用边框拍照片"，要求学生还是以同伴合作的方式在各种形状的边框中挑选出长方形边框，两人需要拿着长方形边框，在边框内拍照。两个环节都完成了，老师会奖励相应的代币。游戏开始，因为有了数学课认识长方形知识的基础，有了团体社交游戏活动的练习和重复,学生很快地从各种形状的框架中找出长方形边框,框出了照片的人物部分,也很快地找出长方形的照片框架,与同伴一起在框架内开心地拍照留念。

七、积极行为支持

积极行为支持干预策略是一种全新的解决问题行为的方法,也是一种全新的行为干预哲学观。它倡导的是,当我们遇到问题行为时,首先要做的是通过系统地观察、搜集和分析资料来辨别这个问题行为的功能和目的,然后传授给儿童功能相同的替代行为来代替儿童的问题行为,而不是去惩罚不良的行为。当实施积极行为干预策略时,问题行为既可以被一种社会可接纳的新行为所取代,其干预效果又可以长期得以维持。

在对自闭症儿童进行团体社交游戏干预时,他们不可避免地会产生这样或那样的行为问题,对这些行为问题的处理,不应只是简单对其进行惩罚,而应帮助儿童建立社会可接受的行为方式,取代原有问题行为,部分减少或完全地消除问题行为。

【案例 5-10】

小龙特别喜欢说话,不分场合,只要想到什么他感兴趣的事就会"滔滔不绝",在进行团体社交游戏干预时也一样,因此严重影响了其他学生的活动。为此,老师使用 A-B-C 行为分析法记录小龙的问题行为。经过对小龙的说话行为进行功能分析,老师明确了小龙的说话行为的目的是为了引起老师的注意。于是,老师为小龙设定了"举手才能发言"这一替代行为,并与小龙订立"行为契约",契约内容主要为小龙想说话时必须举手,待老师点头后才可以发言。若小龙能够依约行事,老师将奖励一个代币,奖励的代币可用于月底的超市购物,若小龙不能依约行事,老师将扣除一个代币。双方签名确认后,行为契约生效。契约执行初期,小龙总忍不住想说话,老师就会对他进行提醒,让他举手发言。小龙举手后,老师让他把想说的话都跟同学们说说,给予他发表演讲的权利。小龙说完后,老师立即给予代币奖励。但当小龙忍不住没有举手就说话时,老师立即扣除其代币。大约五星期时间后,小龙能够在不需要老师提醒的情况下举手发言了,不分场合乱说话的行为被举手发言这一行为所替代。小龙也因此获得了足够的代币,能在月底的超市购物中买到自己喜欢的玩具和食物。

第六章　团体社交游戏干预活动[①]

一、相互认识类

相互认识类的游戏活动主要是协助团体成员之间相互认识,激发儿童对他人的兴趣,让成员在初期的简单活动中了解这个团队的性质以及团体的规范,并增进团员间的信任感和安全感。对于能力较弱的儿童,可以从简单的点名应答游戏开始,待能力增强后可以选用难度更大一些的自我介绍、打招呼一类的游戏活动。

(一) 快来收快递

1. 活动目的

教师通过叫快递"收件人"的名字,向大家介绍每一个学生,让大家相互之间认识。

[①]　附录 7 是团体社交游戏干预活动名称汇总。

2. 活动准备

写有每个学生姓名的小盒子若干,盒子里可以是学生各自喜欢的食物。

3. 活动内容

(1)教师假扮快递员,带着若干快递盒子来到学生中间。告诉他们,每个人都有一个快递。

(2)教师点名:"×××,你的快递。"被点到名字的学生站到老师面前。

(3)教师向全体成员介绍该名学生,完成之后递给学生"快递",可以让他打开快递吃掉里面的食物。

(4)引导该生向"快递员"致谢。

4. 活动变化

说完"×××,你的快递"之后,让学生在"快递单"上签名。

5. 游戏难度☆[①]

6. 注意事项

在介绍某名学生的时候,教师提醒其他学生用眼睛看着该生。

(二)寻物活动

1. 活动目的

人与人之间建立良好互动的起点就是能够对对方发出的信号

---

① ☆代表游戏的难度,☆越多难度越大。

有反应,本活动的目的就是要使学生在听到教师叫自己的名字时,有一定的反应:能用语言、面部表情、肢体动作以及眼神等作出回应,如点头示意、举手、眼睛望着对方等。

2. 活动准备

写有每个学生名字的贴纸若干张,学生喜欢的零食,学生的桌椅、水杯、柜子等。

3. 活动内容

(1)点名

教师点到学生的名字,要求该生能够用眼睛望着教师,并回答"到"或者"哎",或是举手示意。

(2)领取名字贴纸

被教师点到名字的学生,上前领取自己的贴纸。

(3)把贴纸贴在自己的物品上

教师示范,指导学生把贴纸贴在自己的桌子、椅子、杯子等的上面。

(4)找寻自己的桌子

教师把学生的桌子打乱顺序摆放,随机点名一个学生,要求他能够眼睛望着教师,并回答"到"或者"哎",或是举手示意,然后让学生在一定的时间内寻找到自己的桌子。

4. 活动变化

(1)拿取水杯

被教师点到名字的学生,要求他能有良好的应答,然后去拿取自己的水杯。

（2）听到自己的名字，能够有较快反应

教师点学生名字的速度加快，学生能够眼睛看着教师并举手大声回答"到"（无语言能力的学生点头示意）。

5. 游戏难度☆

6. 注意事项

当学生完成指定的某个要求时，马上给该生奖励小零食，没有达到要求的学生就没有奖励。

对于没有反应或者反应迟缓的学生，助教要给予协助，协助他完成任务并获得奖励，增强他参与活动的自信心。

（三）运动最快乐

1. 活动目的

以学生喜欢的运动项目为载体，让学生能够主动应答教师。当教师叫到学生的名字并让他做某件事的时候，学生听到自己的名字能回应教师答"到"，并能听从教师的指令。

2. 活动准备

与学生人数相同的足球或篮球若干，活动场地为操场。

3. 活动内容

（1）学生在操场上按照指定要求排队。

（2）足球放在离学生十米远的地方。教师按排队顺序点名，被点到名字的学生将球带回教师身旁。

（3）助教站在球门处，依次叫学生名字。学生听见后立即答"到"后去球门处呈"一"字形排好队。

（4）助教告诉学生提前做好踢球准备，当教师依次叫到学生的名字时，学生回应教师后才允许踢球。

（5）全部踢完球后，教师依次叫学生的名字，学生回应教师后才能去捡球，对于捡球回来的学生教师立即给予奖励。

4. 活动变化

学生在跑道上"一"字形排开，教师拿球站在对面，教师依次叫学生的名字，学生听到自己的名字立即答"到"，教师将球抛给有反应的学生后，接着学生再抛回球。

5. 游戏难度☆

6. 注意事项

（1）对于听到名字没有反应或者反应过慢的学生，助教应给予协助。

（2）选择在质地柔软的场地进行游戏，以避免学生受伤。

（四）击鼓传花

1. 活动目的

本活动的目的是通过游戏形式，学生把"介绍自己"作为一个表演任务来达成，完成任务就能够获取奖励，这让学生产生自我表达的欲望,激发自闭症学生的沟通意识。

2. 活动准备

在室内,将学生椅子摆放成一个圆圈,小鼓一个、塑料花一个。

3. 活动内容

(1)点名搬椅子

被教师点到名字的学生,应把椅子搬到指定的位置后并坐好。

(2)击鼓传花

教师敲击小鼓,塑料花依次传给每个学生,当教师停止敲鼓时全部学生看塑料花在哪个学生手里。

(3)用"我"来介绍自己

要求拿到塑料花的学生站在中间,微笑着对大家说:"大家好,我叫×××。"

(4)获得奖励

能够说出"我"字以及自己名字的学生就能得到奖励。

(5)每个学生至少有一次介绍自己的机会。

4. 活动变化

(1)争做小鼓手

教师请上一轮游戏中自我介绍较好的学生出来做小鼓手,负责敲鼓任务。

(2)说出名字

学生敲击小鼓,当鼓声停止时,全部学生要大声说出花在谁的手里。能够正确说出同学名字的学生可以获得奖励。

（3）介绍自己加小才艺表演

拿到花的学生能够正确使用"我"来介绍自己，并且展示小才艺。

（4）能够说出"我"字以及自己名字的学生就能得到奖励，能够有才艺表演的多加一份奖励。

5. 游戏难度 ☆☆☆

6. 注意事项

教师对于完成任务的学生，要微笑着给予其鼓励，比如称赞说"你真棒"或者与学生双手击掌，激发学生参与的热情。

（五）开小火车

1. 活动目的

帮助自闭症儿童认识团队成员，并锻炼其运动能力和身体协调能力。

2. 活动准备

平坦宽敞的室内或室外场地。

3. 活动过程

（1）本活动需两名教师参与，由教师组织学生站成一列，后边学生的手搭在他前面同学的肩上，摆出火车的阵形。

（2）教师二人伸出手臂搭出拱门形空间，并告诉学生"小心火车从这儿过"。

（3）学生排队从教师搭起的"拱门"下钻过，教师随机放下手臂网住一人，并问其余学生："谁被网住了呀?"其余学生一齐回答。

4. 活动变化

可以让能力较好的学生用手臂搭建"拱门"。

5. 游戏难度☆☆

6. 注意事项

本游戏参与人数较多，需防止学生在排队游戏时发生踩踏事故。

（六）找朋友

1. 活动目的

通过相互打招呼，增强学生之间的互动交往。

2. 活动准备

《找朋友》的音乐，奖励物。

3. 活动内容

（1）听音乐做动作

每两个学生面对面地站立，教师播放《找朋友》的音乐，学生跟随音乐做动作。

（2）好朋友手拉手

教师引导学生回答"你的朋友是谁"这一问题，学生能讲出站在

111

他对面的学生的名字:"(我的朋友)是×××。"

(3) 能够正确回答的学生马上得到奖励。

4. 活动变化

(1) 分组找朋友

把学生随机分为两组,一组学生听音乐,做动作,在听到"找到一个好朋友"的时候,每个学生去另一组找一个好朋友并拉手。

(2) 在学生找到朋友之后,教师引导学生:"你的朋友是谁?"能够正确回答"我的朋友是×××"的学生就有奖励。

5. 游戏难度☆☆

6. 注意事项

教师引导学生去找到朋友的时候,要面带微笑,眼睛看着对方。

(七) 是谁躲起来了

1. 活动目的

能快速、清楚、正确地说出同伴的姓名,巩固对同伴的认识。

学会说:"×××躲起来了!"

2. 活动准备

较宽阔的场地。

3. 活动内容

(1) 请两名学生上前,各自作自我介绍:"我叫×××。"

（2）说完后请全体成员闭上眼睛，请其中一名学生藏起来，接着叫大家睁开眼睛。

（3）教师问："是谁躲起来了？"请学生用"×××躲起来了"的短句回答，然后再请躲起来的学生出来给大家看。猜对后，全体成员说一遍："×××躲起来了。"

4．活动变化

学生对游戏比较熟悉或能力水平普遍较高时，可请多名学生一起躲起来，然后说"×××、×××还有×××都躲起来了"。

5．游戏难度☆☆

6．注意事项

对能力较差的学生要进行个别辅助。

（八）定点传球

1．活动目的

本活动以球为载体，让全体成员熟悉彼此的名字，让他们之间能够有初步的互动和了解。游戏的要点是学生能够叫出同学的名字。

2．活动准备

皮球若干。

3．活动内容

（1）全体成员围成一个圆圈站好。

（2）教师请其中的一个学生站在圆圈中间，教师要求他抛球给每个同学，接到球的同学再把球抛回来给他。

（3）教师要求每个学生在抛球之前都要叫对方的名字："×××，接球。"

（4）能够在抛球前大声叫出同学名字的学生就能得到奖励。

4. 活动变化

教师把学生分为两组，分别排成两排站好。每组有十个皮球，学生要将球从第一个人传到本排最后一人身边的篮子里。在传球的过程中，前一名学生要大声叫接球学生的名字。最快传完十个球的一组学生每人得到一个奖励。

5. 游戏难度☆☆

6. 注意事项

对于不懂得称呼同学名字的学生，教师要协助他们去表达，适当降低他们的任务难度，增强他们与同学互动的信心。

（九）打电话

1. 活动目的

让学生借助电话这个载体介绍自己，并和同学及家人有初步的沟通意识。学生能够表达出"我是×××"。

2. 活动准备

一次性纸杯若干，细绳子若干。

3．活动内容

（1）老师用两个纸杯和一条绳子制作成传声筒，每两个学生使用一个传声筒。

（2）两名学生相隔六米面对面站立，一人说一人听。要求拿着传声筒的学生表达出："你好，××（同学名字），我是×××。"其他聊天内容随意。

（3）能够完成自我介绍的学生可以得到奖励。

（4）变换不同的学生用传声筒聊天。

4．活动变化

（1）对于能够通过传声筒进行自我介绍的学生，教师就奖励他用固定电话给自己的父母打电话。

（2）教师要求学生能够在电话中介绍自己，如"爸爸（妈妈），我是×××"。

（3）能够给爸爸、妈妈介绍自己的学生可以得到奖励。

5．游戏难度☆☆☆

6．注意事项

要求学生在介绍自己的时候，一定要使用"我"来表述。

（十）游戏连连玩

1．活动目的

增进全体成员之间的互动交流。学生能够主动大声地称呼同学名字,并邀请同学一起游戏。

2. 活动准备

《开火车》音乐,《兔子舞》音乐。

3. 活动内容

(1) 开"火车":教师邀请一名学生出来做"火车头",他开一圈回来就邀请一个学生上"车",之后依次上"车"的学生邀请下一名同学。学生要大声表达:"×××,上车了!"被邀请的学生就赶紧拉住前面同学的衣服,直到全部的学生都上"车"。

(2) 兔子舞:教师邀请一名学生出来跳舞,然后让该生依次邀请其他同学一起跟着音乐跳起来,在邀请同学的时候大声说:"×××,快快来!"

4. 游戏难度 ☆☆☆

5. 注意事项

在游戏进行过程中,助教应做好保护工作,防止学生受伤。游戏的数量偏多,中间要保证学生休息。各个游戏活动环节间要注意衔接。

二、发展亲密关系类

发展亲密关系类游戏活动的目的是让大家通过一些简单的互动,形成进一步的亲密关系,激发儿童产生对他人的兴趣,引导儿童参与团体活动,增进团员的信任感和安全感,让其认同自己是团体中的一员。

(一) 包饺子

1. 活动目的

加强学生与他人之间的快乐互动,并增进学生与教师和同学之间的情感。

2. 活动准备

一床空调被,一张能容纳儿童的大软垫。

3. 活动内容

(1) 拿一条空调被,对折后,一个学生躺在里面。

(2) 教师和助教(或者两名志愿者)一人抓住被子的一头,把被子提起来荡,荡的时候三个人一起数数,数到"十"的时候就把学生跟被子一起扔到垫子上。

(3) 数数的过程中,教师可以故意把音调由低调到高,把气氛烘托得特别紧张、刺激,学生被扔到床上后,教师还假装做出"啊呜"吃"饺子"的动作。

(4) 让学生轮流,或是两组一起进行游戏。

4. 活动变化

如果学生个子较小,可以两名一起躺在被子里。

5. 游戏难度 ☆

6. 注意事项

注意学生的表现,如果他紧张或感到不适马上停止游戏,把学生"扔"到垫子上时要注意安全。

(二)背背驮驮

1. 活动目的

加强教师和学生之间的身体接触,让学生体验人与人之间的亲密感。

2. 活动准备

开阔的空地;多名志愿者。

3. 活动内容

(1)让每一个儿童都趴在教师或志愿者的背上。

(2)教师或志愿者一起轻轻地摇晃并唱儿歌:背背驮驮,去找外婆(向前走),不对,不对(用力地摇晃身子),这是狼外婆(向后退几步)。背背驮驮,去找外婆(向前走几步),对了,对了(弯腰两次),这就是我的好外婆(向前双脚跳 3 步),然后放下儿童。

4. 活动变化

儿童与一名教师熟悉后可以交换教师来背,让学生体验与不同人亲近的感觉。

5. 游戏难度☆

6. 注意事项

注意安全,儿童表现出不愿意的情绪或有挣扎行为时及时放他下来。

（三）小白小白爬楼梯

1. 活动目的

加强教师和学生之间的身体接触，让学生感受到人与人之间的亲近感。

2. 活动准备

舒适明亮、不让人感觉压抑的空间；志愿者若干名。

3. 活动内容

（1）教师和志愿者一起围圈坐好，每一名学生面对一名教师或志愿者坐好。

（2）教师或志愿者先用手指做爬楼梯的动作，从手背开始，边唱儿歌边做爬楼梯的动作，说"小白小白爬楼梯"，爬到肩膀上停止，然后用手摁摁学生的鼻子说"打开电视机"，然后用双手拉拉儿童的耳朵说"拉拉小天线"，摆手，说"电视不好看，电视不好看"。

（3）再用手指做下楼梯的动作，从肩膀到手背，说"小白小白下楼梯"。

4. 活动变化

可以换一首儿歌从脚上一直爬到头顶，再从头顶爬到脚上："爬呀爬呀爬呀爬，一爬爬到头顶上，爬呀爬呀爬呀爬，一爬爬到小脚上。"

5. 游戏难度☆

6. 注意事项

注意学生的情绪,如果学生表现出紧张或不适感,就停止游戏。

(四) 我们都是木头人

1. 活动目的

在活动中感受游戏的紧张与刺激性,在嬉闹中增强与他人的亲近感。

2. 活动准备

平坦宽阔的场地。

3. 活动内容

(1) 成员们手拉手围成一个圈站着。

(2) 教师宣布开始后,所有学生散开跑动,听到教师说:"我们都是木头人"时,学生保持姿势站好不能动。

(3) 重复进行,直到累计有三名学生违反规则时,游戏结束。

4. 游戏难度☆☆

5. 注意事项

强调团体互动所产生的刺激与乐趣。除了需要考虑安全性以外,主要要求学生能遵守游戏规则。

(五) 触电游戏

1. 活动目的

使学生正确认知身体被触碰的感觉,让学生在游戏中,自觉意识到与他人互动的快乐。

2. 活动准备

宽敞场地。

3. 活动内容

（1）所有成员除教师之外，围成圆圈站好，教师站在圆圈中间。大家把手放在背后相互牵着，不让教师看见。

（2）由一个人开始传"电"，手一握紧，"电流"就传给隔壁的人。隔壁的人就要握下一个人的手，把电流传出去。

（3）想使电流倒传，只要再握紧传送电流给他人的手，电流传递的方向就会改变了。

（4）教师站在中间就要猜电流传到谁了，然后叫出名字。

4. 游戏难度☆☆☆

5. 注意事项

有些学生触觉敏感，对别人的触碰会表现得十分反感和惊慌，教师在游戏前要跟他做好沟通并让他有心理准备，如果还有抵触情绪就不能勉强，等他慢慢接受了再玩这个游戏。另外，要一个一个传，没被握到手的人，不可以私自传。

（六）老鹰抓小鸡

1. 活动目的

在紧张刺激的游戏中，建立起与他人的联结，增进亲密感。

2. 活动准备

一块宽阔且地面质地柔软的场地。

3. 活动内容

（1）教师站在排头当"鸡妈妈"，助教当"老鹰"，其余的学生为"鸡宝宝"。

（2）"鸡宝宝"抓住"鸡妈妈"的衣服，依次串成一列。"老鹰"站在"鸡妈妈"对面。

（3）"老鹰"去抓最后面的"鸡宝宝"，"鸡妈妈"可以张开双臂，尽量拦住"老鹰"，不要让他抓住自己身后的"鸡宝宝"们，在"鸡妈妈"身体左右移动的同时，"鸡妈妈"身后的"鸡宝宝"们也随之以相同方向来移动。

（4）"老鹰"一旦突破了"鸡妈妈"的防线，用手抓住了最后面的"鸡宝宝"后，就算是"老鹰"赢。

（5）直到"老鹰"抓住所有的"鸡宝宝"。

4. 活动变化

当"老鹰"突破了"鸡妈妈"的防线，快要抓住最后面的"鸡宝宝"时，那只"鸡宝宝"只要立即蹲下并用双手捂住耳朵，"老鹰"就得重新站回"鸡妈妈"的前面，游戏就不得不重新开始。

5. 游戏难度 ☆☆☆

6. 注意事项

游戏过程中，助教要随时注意学生的动作，防止摔倒受伤。

（七）纸杯传水

1. 活动目的

通过紧张刺激的游戏增进成员之间的亲近感，促进成员之间的协调合作。

2. 活动准备

水杯，凉水适量，两个空碗，粉笔。

3. 活动内容

（1）在场地上画出相隔十米的距离，全体成员分两组同时进行比赛。

（2）每组第一名学生把水装在小纸杯里，听到开始后，手拿水杯从起点跑到终点，将水倒入空碗里并快速跑回起点将杯子传给下一名学生。

（3）第一名学生到达后，第二名学生以同样方式，直到最后一名学生做完相同的事情。

（4）比较两个碗里的水量，多的一队获胜。

4. 活动变化

杯子里可放小乒乓球或学生喜欢的物件。

5. 游戏难度☆☆☆

6. 注意事项

学生不能把水洒到身上，在跑动过程中要注意安全。

（八）狼来了

1. 活动目的

在紧张刺激的追逐游戏中，让成员产生归属感；增强自闭症儿童对他人的关注能力，加强其与他人情感上的联结。

2. 活动准备

宽敞平坦的场地，大灰狼面具一个，一支粉笔。

3. 活动内容

（1）在地上画一个直径两米左右的圆圈作为安全区。教师戴上面具扮演大灰狼，其他学生围着"大灰狼"围成一圈。

（2）学生问："大灰狼，准备好了没有？"狼一边回答："还没呢，我刚起床，我还没穿裤子。"一边假装做动作。

（3）大家接着再问："大灰狼，准备好了没有？"每次被问，狼就发明新的拖延动作。

（4）如此反复，直到狼出其不意地喊出来："准备好了，我来了！"大家就四处逃散，往安全区跑。狼要设法在大家跑到安全区之前抓住一个人。被抓住的人就出局。

4. 活动变化

学生可以轮换扮演大灰狼。

5. 游戏难度☆☆☆☆

6. 注意事项

奔跑时要注意安全，尽量避免发生碰撞。

（九）赶走怪兽

1. 活动目的

在紧张刺激的游戏中，让学生产生归属感；加强与他人情感上的联结。

2. 活动准备

八个大抱枕，两张长方形的地毯，一个面具，软泡沫或充气榔头若干。

3. 活动内容

（1）用大抱枕和地毯搭成一座高高的山，教师戴着一副面具扮演怪兽，躲在大抱枕后面，其他成员则面对着小山站立。

（2）"怪兽"戴着面具同时发出声音，突然从小山后面跳出来，并且试着去抓住学生，把他拉回大抱枕山后面。

（3）学生要一起合作，用榔头打败"怪兽"，逼迫"怪兽"回到山上。教师随机掌握，若榔头敲打密集，就回山后面去。

4. 活动变化

学生可以轮换扮演怪兽。

5. 游戏难度☆☆☆☆

6. 注意事项

面具的外观要令人感到刺激但是并不让人可怕，敲打"怪兽"的力度不能太大。

（十）几朵花

1. 活动目的

培养学生关注其他人的能力，并和他人有正常的身体触碰，通过身体接触拉近学生之间的距离。

2. 活动准备

要求学生对个位数有简单的认识；宽敞平坦的场地。

3. 活动内容

（1）学生一起站成一个半圆形，教师面向学生站在中间。

（2）教师和学生一起唱："马兰花，马兰花，风吹雨打都不怕。"学生问："开几朵花?"教师答："×朵花。"如果一朵花就学生自己做花的样子站好，两朵花就需要两个人抱在一起，挺起腰像花一样站立，依此类推。

4. 游戏难度☆☆☆☆☆

5. 注意事项

在找"花"时注意不要拥挤或碰撞，以免造成不必要的伤害。

三、眼神注视及注意管理类

眼神注视以及注意的管理是社会交往中最基本的技能，也是进行其他活动的基础。眼神注视及注意管理类的游戏活动一方面可以练习眼神注视以及注意管理这些技能,另一方面也可以在简单的游戏活动中让儿童再次熟悉团体成员、团体规则以及团体氛围。

(一) 我看着你,你说"到"

1. 活动目的

学生通过注视教师的眼神完成指令;让学生体会到自己是团体中的一员的感觉,帮助学生形成团体社交的概念。

2. 活动准备

宽阔平坦的场地。

3. 活动过程

(1) 让学生手拉手围成一圈站立,教师站在圈中心。

(2) 教师对全体学生说明:"今天我们要换一种点名方式哦,待会儿我看到谁,谁就要大声回答'到'。"

(3) 待学生认可并明白规则后,教师开始用眼神注视某一位学生,学生意识到教师正在看着自己,并大声回答"到"。

4. 游戏难度☆

5. 注意事项

本游戏难度较小,但参与学生较多,教师和组织者应尽量照顾到每一个学生的反应。

（二）救救小猫咪

1. 活动目的

让学生通过视觉判断而完成游戏,强化学生对非语言社交符号的理解能力。

2. 活动准备

平整的桌子,猫咪玩偶,三个可以罩住玩偶的不透明罐子。

3. 活动过程

（1）教师事先将猫咪玩偶用罐子罩住,并与其他两个罐子一起放置在桌子上。

（2）教师将学生领到桌子前,并对学生解释情境:"猫咪被困在罐子里了,它希望我们救它出来,让我们一起来帮它吧。"

（3）教师用眼神注视罩着猫咪玩具的罐子,并用语言提示学生"你看老师的眼睛看着哪只罐子"?"猫咪就在老师眼睛看着的那只罐子里"。

（4）学生将罩有猫咪的罐子打开,救出猫咪。对学生的正确行为进行强化。

4. 游戏难度☆

5. 注意事项

本游戏可根据学生的兴趣灵活换用其他情境。

（三）音乐没有了

1. 活动目的

发展学生对他人眼神的专注力,培养非语言沟通的能力。

2. 活动准备

班级学生喜欢的音乐若干首。

3. 活动内容

（1）全体学生围坐成半圆形,教师面对学生,一起听音乐。

（2）听完一首音乐以后,全体学生边围成一个圈边转着走,边听音乐。当音乐中途停止时,教师提示说:"咦,音乐没有了?""你们看着老师的眼睛,音乐就又会出现哦。"学生看着教师,教师才接着播放音乐,但是要求反向走。

4. 活动变化

学生可以用击鼓传花的形式来做这个游戏。当学生熟悉游戏后,学生与教师角色互换。

5. 游戏难度☆

6. 注意事项

要求所有学生在音乐停止播放后必须看教师的眼睛才可以重新播放音乐。

(四) 眼睛寻宝

1. 活动目的

发展学生对他人眼神的专注力,培养非语言沟通的能力。

2. 活动准备

四个外观一样的纸箱子,学生喜欢的物品或食物若干。

3. 活动内容

(1) 分别将学生喜欢的物件放进四个箱子,学生围箱子站成一个半圆形。

(2) 教师开始唱歌,当歌声停止时,学生要看着教师的眼睛,教师的眼睛看着哪位学生,哪位学生就出列。

(3) 教师边说"你喜欢的东西在……那里",边用眼睛看着其中的一个箱子,学生根据教师的眼神提示找到喜欢的东西。

(4) 直到所有的学生都拿到物品,游戏结束。

4. 游戏难度☆☆

5. 注意事项

辅助人员对学生喜欢的物品或食物要注意管理,防止学生哄抢。

(五) 变化的口形

1. 活动目的

培养学生对关键人物的关注意识;教会学生灵活调控身体的

方向。

2. 活动准备

椅子(比活动人数少一个),外放音乐播放器。

3. 活动内容

(1) 将椅子背对背放两排或摆成圈。

(2) 音乐响起,学生排队绕椅子走;音乐停,学生要看教师的口形,当教师做出说"走"的口形时,学生就继续走,同时音乐继续;教师做出说"停"的口形,学生就近坐到椅子上,没有抢到座位者被淘汰。

(3) 去掉一个椅子后继续,直到最后两个人中有一个抢到椅子者为胜。

4. 活动变化

教师做出说"跑"的口形,学生继续跑;教师做出说"反"的口形,学生就反向走或跑。

5. 游戏难度☆☆

6. 注意事项

根据学生能力情况随时调整游戏规则,太简单或者太难都会失去游戏的愉悦性。

(六) 蹲蹲乐

1. 活动目的

发展学生对教师及周边人物的关注力,锻炼学生静待自控的能力。

2. 活动准备

准备卡通头饰若干,如萝卜、茄子、西红柿或水果等的头饰。

3. 活动内容

(1)全体学生分为三组,二组比赛,另一组待定。每组起一个以蔬菜或水果为名称的队名。比如分别叫茄子队、西红柿队、大白菜队等。每个队员头上都要戴上相应的蔬菜或水果的头饰,排成相对的两横队站好。

(2)教师举起手中的一个头饰,佩戴相同头饰的队员就要迅速蹲下。

(3)全组人都有意识地做对动作算完成指令任务,反之就算输。输了的组不下场,待定的小组取代完成任务的小组上场游戏。

(4)三组按照规则循环游戏。

4. 活动变化

可以让学生随机戴头饰随意站队列,当教师举起某种头饰,所有戴这种头饰的学生都需要蹲下,犯规者出局。

5. 游戏难度☆☆

6. 注意事项

每个成员要知道自己的头饰名称。

（七）反向猜五官

1. 活动目的

培养学生关注他人的能力,培养学生的思维能力。

2. 活动准备

室内场地。

3. 活动内容

（1）所有学生与教师相对而坐,教师指着自己五官（即眼、鼻、嘴、耳朵、眉毛）的任何一处问学生:"这是哪里?"学生必须在很短的时间内来用错误答案回答教师的问题。比如教师指眼睛,学生必须回答眼睛之外的五官名称。

（2）学生反问教师五官中的任意一个器官,如"嘴巴在哪里"?教师要指着除嘴巴以外的五官任何处。

（3）依次重复,教师指,学生答,学生问,教师答。

4. 活动变化

可以让学生自由组合两人玩。

5. 游戏难度☆☆

6. 注意事项

如果发现有的学生不能理解游戏活动,就要做好基础指认五官游戏后再来进行本游戏。

(八) 老师去哪儿了

1. 活动目的

通过眼神注视训练,帮助自闭症儿童理解他人非语言社交符号。

2. 活动准备

三间相距不远的空房间,房门上贴有 1、2、3 编号;不透光眼罩。

3. 活动内容

(1) 游戏开始时由教师帮学生带上眼罩,同时助教迅速藏进三间有编号房间中的一间。

(2) 教师看见助教藏好后,将学生眼罩取下,并询问学生"老师去哪儿了"?"老师就在……"同时教师眼神看向助教藏匿的房间。

(3) 学生通过教师眼神注视的方向说出助教藏匿房间的编号,则游戏成功,教师给予学生鼓励和一定的奖励。

4. 活动变化

(1) 当全体学生戴上眼罩后,将其中一名学生藏进房间,学生取下眼罩,教师发问:"谁不见了?"大家说出来后,教师说:"××就在……"同时眼睛看向该学生藏匿的房间。

(2) 如果受场地限制,空房间可用帷布或大型纸箱代替。

5. 游戏难度☆☆

6. 注意事项

三间房间之间最好有一定间距,便于教师眼神指引的区分;游戏过程中教师应根据学生的反应及时给予鼓励和适当引导。

(九) 抢帽子

1. 活动目的

帮助学生学习观察他人的眼神,发展专注力。

2. 活动准备

不同颜色的帽子若干。

3. 活动内容

(1) 全体成员排成一排站着,不能发出声音。

(2) 教师发给学生每人一顶帽子,其中只有一个学生没有帽子,他出列站在大家面前。除了这个学生以外,其他学生都用手拿着帽子。

(3) 教师眼睛看到谁,谁就要戴上帽子,否则他的帽子就会被没有帽子的学生抢走。

(4) 被抢走帽子的学生出列站在前面,由他来进行下一轮抢帽子活动。

4. 活动变化

帽子也可以替换成学生喜欢的其他东西。

5. 游戏难度☆☆☆

6. 注意事项

（1）当被注视的学生没有完成戴帽子的动作时，空手的学生才能抢帽子。

（2）空手的学生需同时注意教师的眼光和其他手持帽子的学生，必要时教师应进行辅助。

（十）我是重复小行家

1. 活动目的

让学生通过视觉判断完成游戏，并训练学生的语言表达能力。

2. 活动准备

平坦宽阔的场地。

3. 活动过程

（1）全体学生手拉手围成一圈站在一起，教师站在圈中心。

（2）教师首先说一个简单句"我很高兴"，并用眼神看向某个学生让其重复说此简单句。待此学生理解教师意图并成功重复说出"我很高兴"时，教师将句子扩展为"今天我很高兴"，并用眼神看向另一个学生，让其重复说出来。

（3）重复这一过程，不断加长句子，让学生重复。

4. 游戏难度 ☆☆☆

5. 注意事项

应注意句子扩展的长度，不宜过长、过难；教师应在每一重复环

节后,及时对学生成功完成重复的行为进行鼓励;本游戏对学生的
认知和表达能力有一定要求。

(十一) 我是小小售货员

1. 活动目的

让学生学会在交往时看他人的眼睛和理解他人意图,训练学生
区分不同种类事物的能力。

2. 活动准备

桌子若干(与参与人数相等),报纸、苹果、汽车玩具等若干。

3. 活动过程

(1) 将报纸、苹果、汽车玩具平行摆放在桌子上,安排参与游戏
的学生一人站在一张桌子后边。

(2) 教师扮演顾客,走到桌旁对学生说:"售货员小朋友,我要
买东西。"

(3) 待学生明白教师需要买东西的意图后,教师将眼神看向所
需要的东西(如报纸),并对学生说:"我要这个……"

(4) 学生正确理解教师的眼神意图,并将报纸拿来,教师付钱
(可用虚拟币)则游戏成功。

4. 活动变化

(1) 游戏中可以根据教学实际调换和增减道具。

(2) 游戏情境可以改变,如教师可以说:"我想请你帮个忙,请

你帮我拿一下那个……"并将眼睛看向某个物品。

（3）能力强的学生也可以扮演顾客，眼睛看向某个物品。

5. 游戏难度 ☆☆☆

6. 注意事项

参与游戏者需具备一定认知能力，基本理解买卖和交换的概念。

四、参照他人的指示和动作完成预期的动作类

他人的指示或动作，在社会互动中是非常重要和基本的互动线索。与此相关的游戏活动，主要是让儿童能够参照他人的指示完成预期的动作，并能按照他人的动作来调节自己的动作。

（一）如果感到快乐你就拍拍手

1. 活动目的

培养学生的模仿能力和参与集体活动的兴趣，增强其肢体协调能力。

2. 活动准备

宽阔平坦的室内场地；歌曲《幸福拍手歌》光盘或磁带。

3. 活动过程

（1）播放歌曲《幸福拍手歌》，教师示范随歌曲做出拍手、跺脚、

伸腰、挤眼、拍肩等动作,学生模仿教师做的动作。

（2）待学生熟悉后,可由自己独立做动作。当还有学生不会做时,教师提醒他参照旁边学生的动作做。

4．活动变化

当学生对歌曲及动作熟悉后,可改为边唱边做动作。

5．游戏难度☆

6．注意事项

教师应考虑到学生的接受程度,动作不宜太难,呈现速度不宜过快。

（二）肩并肩,一起走

1．活动目的

引导学生在运动的过程中参照他人动作及时调整自己的动作,培养学生的观察能力、模仿能力及手眼协调能力。

2．活动准备

空旷场地。

3．活动过程

（1）学生与教师肩并肩一起行走,教师对学生的行走姿势做出指导,给予纠正。

（2）教师改变走路速度和方向,要求学生跟上动作。

（3）增加一起行走的学生人数。

4. 活动变化

播放有节奏感的音乐,教师与学生跟着音乐节奏走动,原地踏步等。

5. 游戏难度☆

6. 注意事项

教师应及时给予强化和鼓励。

(三) 模仿声音

1. 活动目的

引导学生在听到关键声音后做出反应,发展学生对声音的注意力。

2. 活动准备

含有拟声词如"嘭""哗啦""咚咚"的儿歌,对应拟声词的录音。

3. 活动内容

(1) 教师读儿歌,如《大气球》:"大风吹,气球飞,小鸟看到使劲追,'嘭'一声气球爆,原来碰到尖尖嘴。"

(2) 在读的过程中,当读到"嘭"之前,教师暂停一段,先播放气球爆炸的声音,再说出"嘭——一声气球爆……"

(3) 再次重复儿歌,并要求学生听到气球爆炸的声音后,一起说出"嘭",然后教师接着念后段儿歌。

(4) 直到所有的声音用完,游戏结束。

4．活动变化

待学生熟悉儿歌后,可由学生自己一起念儿歌,在拟声词处停住,待教师放完录音后,再接下一句。

5．游戏难度☆

6．注意事项

各种声音不能太尖锐,防止儿童产生焦虑和恐惧感。一定要听完录音后再说台词。教师可以随机控制放录音开始的时间。

(四) 传悄悄话

1．活动目的

让学生学会听从指令,帮助学生学着调节声调,发展学生注意力。

2．活动准备

较为安静的场所即可。

3．活动内容

(1) 全体成员围坐成一圈,教师先小声地告诉某个学生一句话,例如:"冰箱里有西瓜和苹果,没有饮料。"

(2) 该学生用悄悄话的形式告诉他左边的人,依次传递下去。

(3) 传至教师处时,教师检查这句话的正确率。

4．活动变化

待学生熟悉游戏规则之后,可以分两组进行比赛,看哪一组传得最正确。

5. 游戏难度☆☆

6. 注意事项

根据传话的结果来改变悄悄话的内容和长短,从易到难逐渐提高游戏的难度。传话的内容可以先是学生喜欢的食物、游戏等,然后过渡到其他内容。只能说悄悄话,不能大声说出来。

(五)打鼓游戏

1. 活动目的

培养学生的参照能力、注意能力及动作调控能力。

2. 活动准备

儿童玩具小鼓若干。

3. 活动内容

(1)学生围坐成半圆形,每人一个玩具小鼓。

(2)教师面对大家打鼓,其他学生根据教师鼓声的大小、节奏快慢和打击次数进行模仿。

(3)待学生熟悉游戏活动及规则之后,可选取一个学生带领,其他学生模仿他。

4. 活动变化

(1)可以按照学生熟悉的儿歌的节奏,边唱边打。

(2)如果受条件限制,可以一个人敲鼓,其他人拍手。

5. 游戏难度 ☆☆

6. 注意事项

刚开始时活动要简单,只涉及击打次数的变化,逐步增加节奏和声响变化。

(六) 围个圆圈走一走

1. 活动目的

引导学生听指令做相应的动作,培养学生对自身的控制能力,提高学生的观察能力。

2. 活动准备

宽敞的户外场地,口哨一个。

3. 活动过程

(1) 教师告诉学生口哨声与动作的关系:一声口哨代表停,两声代表踢腿。

(2) 学生们手牵手,围成一个圈,一起走。

(3) 教师吹一声口哨,学生停止走动;吹两声口哨,学生一起做踢腿动作。

4. 活动变化

(1) 增加动作的难度:两声长口哨代表拍手,三声短促的口哨代表跳一跳等。

(2) 让能力较强的学生代替教师的角色。

5. 游戏难度 ☆☆☆

6. 注意事项

(1) 要让学生明白口哨声与动作之间的关系。

(2) 助教在旁辅助,教师每一次发出指令,必须行之有效。

(七) 一起搭积木

1. 活动目的

锻炼学生听从指令、完成指令的能力,帮助学生形成规则的概念。

2. 活动准备

不同颜色的积木若干,平整的桌面。

3. 活动过程

(1) 教师先将零散的积木放在学生面前,再对学生说:"我们来玩搭一座塔的游戏吧,不过你们得听老师的指令才能行动。比如,我说'××,拿一块绿色的积木',××才能去拿绿色的积木。"

(2) 教师对某一学生发出指令:"你放一块三角形积木在桌上",待学生完成后,再对另一学生发出指令:"你在这块三角形旁边放一块绿色长方形积木,不能碰倒其他积木。"

(3) 由多人重复这一过程,直到搭成积木塔。

4. 游戏难度 ☆☆☆

5. 注意事项

游戏应由简入繁,从简单的模仿开始,再到能接受教师的语言提示,循序渐进。

(八) 牵手走天涯

1. 活动目的

训练学生根据他人的动作调节自己的动作,提高学生的手眼协调能力和反应能力。

2. 活动准备

40cm×15cm×7.5cm 的泡沫或木制积木若干。

3. 活动过程

(1) 把积木按照长边面向教师,积木两两间隔 30cm 的距离,在地上排成一列。

(2) 教师或助教先单独牵引每一个学生,并排跨走"积木桥",让他们感受怎样与他人并行。

(3) 熟练后可让学生两两并行,或三个并行。最后可以分组进行比赛。

4. 活动变化

可把积木排成曲线。

5. 游戏难度☆☆☆

6. 注意事项

刚开始时跨走的速度不要太快。

（九）我说你画

1. 活动目标

帮助学生能够遵从指令作画，促进精细动作发展。

2. 活动准备

白纸若干，彩笔若干。

3. 活动过程

（1）学生围坐成一圈。教师将白纸发给每一个学生，并请学生选一支彩笔。

（2）教师对学生发指令："在左边画一条横线。"当学生完成后，将白纸传给左边的学生。

（3）传递完成后，教师再发指令："在横线的下面画个圆圈。"学生完成后，再将画纸传给左边的学生。

（4）一张大纸的中间画一条线，分成上下两半，两个孩子面对面坐好，一人拥有一半的画纸，轮流发指令，让对方在纸上画图。

（5）如此循环，发出不同的指令。

4. 活动变化

学生熟悉游戏规则后，可以两两组合，面对面坐好，一人一张画纸，轮流发指令，让对方在纸上画图。

5. 游戏难度 ☆☆☆☆

6. 注意事项

刚开始时，指令可以简单些，当学生具备一定的技能后，再提高指令的难度。

(十) 小鸟与鸟窝

1. 活动目的

训练学生听从指令的能力,提高学生对他人的关注。

2. 活动准备

宽阔场地。

3. 活动过程

(1) 事先分组,三人一组。两人扮大树上的鸟窝:面对对方,伸出双手搭成一个圆圈;一人扮小鸟,站在圆圈中间。

(2) 教师喊"小鸟",鸟窝不动,扮演"小鸟"的人必须离开原来的鸟窝,重新选择其他的鸟窝。教师临时扮演小鸟并钻到鸟窝当中,落单的人受"惩罚"。

(3) 教师喊"鸟窝",小鸟不动,扮演"鸟窝"的人必须离开原先的同伴重新组合成鸟窝,并圈住小鸟,教师临时扮演大树,落单的人受"惩罚"。

4. 活动变化

教师喊"地震",扮演小鸟和鸟窝的人全部打散并重新组合,扮演鸟窝的人也可扮演小鸟,小鸟也可扮演鸟窝,教师亦插入队伍当中,落单的人受"惩罚"。

5. 游戏难度☆☆☆☆

6. 注意事项

教师应引导学生观察哪些人扮演小鸟、哪些人扮演鸟窝。活动中注意防止冲撞。

五、体育游戏类

体育游戏不仅能让自闭症儿童锻炼身体,增强体质,培养他们的灵敏性、速度、柔韧性、协调性、耐力和力量等,还可以有效地促进团体学生之间协同能力、社交能力的提高。而且,体育游戏大多是需要运动的游戏,可以穿插安排在一些比较枯燥的游戏之间,令整个干预活动生动有趣,这样易吸引儿童的注意力,提高他们的参与性。

(一) 戳泡泡

1. 活动目的

发展自闭症儿童的跳跃能力及视动协调能力,增强自闭症儿童对他人的关注,感受团体社交游戏带来的愉快。

2. 活动准备

平坦宽敞的室内或室外场地,肥皂水、吹大泡泡吸管或其他能制造大泡泡的工具。

3. 活动过程

(1)教师在人群中间吹大泡泡,或是制造大泡泡。

（2）学生追逐或是跳起来用手去戳破大泡泡。

（3）也可以给部分成员每人发一把扇子,把泡泡扇起来,不让其他人戳破。

4. 活动变化

可以让学生轮流来吹泡泡或是制造泡泡。

5. 游戏难度☆

6. 注意事项

选用的工具吹出的泡泡尽量大一点(有一些工具能吹出足球般大小的泡泡),这样对学生会更有吸引力。注意避免冲撞。

(二)气球保卫战

1. 活动目的

通过踩、踏等简单的身体动作,训练自闭症儿童的反应能力及身体协调能力,以同伴合作的游戏形式使自闭症儿童学会接纳同伴,增强自闭症儿童对同伴的关注,进而使自闭症儿童学会依据对方的行动进行自我调节。

2. 活动准备

平坦宽敞的室内或室外场地,气球若干个,绑脚绳若干,粉笔或胶带。

3. 活动过程

（1）根据活动的人数,在地上画一个大小适合的圆圈。

（2）每人的脚踝部位绑上一个气球。

（3）全体成员进入圆圈，踩破他人的气球可以得一分，活动过程中不可以越过圆圈，否则就要被淘汰出场。

4．活动变化

根据自闭症儿童现场的表现及情绪情况，游戏可先采取一名自闭症儿童配一名志愿者的搭配方式，两两玩游戏，然后升级到由两名自闭症儿童合作完成。可分组进行比赛。

5．游戏难度☆☆

6．注意事项

因游戏涉及两人间的运动与协作，志愿者应做好跟踪保护工作，随时关注自闭症儿童的身体或情绪状态，对可能的突发事件要有应急预案。需提前了解是否有自闭症儿童害怕气球爆炸的声音。

（三）滚呼啦圈

1．活动目的

发展自闭症儿童的视动统合能力及身体协调能力，使自闭症儿童在团体社交游戏中增强对他人的关注。

2．活动准备

平坦宽敞的室内或室外场地，大小适中的呼啦圈若干个。

3．活动过程

（1）每人一个呼啦圈，手扶起呼啦圈，让呼啦圈立在地上。

（2）用手推滚呼啦圈,看谁推得最远。

（3）当学生熟悉操作呼啦圈的推滚动作后,可以边跑边推呼啦圈。

4. 活动变化

呼啦圈接力:画出起点和终点,前一个人将呼啦圈推滚到终点后,用手拿着跑回来交给下一个人,最先全部结束的小队获胜。

5. 游戏难度☆☆

6. 注意事项

注意遵守游戏的规则。

(四) 四肢爬行

1. 活动目的

通过弯腰、爬等身体动作,训练自闭症儿童的视动统合能力及身体协调能力,使自闭症儿童学会依据对方的速度进行自我调节,使自闭症儿童能够学会遵守游戏规则,学会等待。

2. 活动准备

平坦宽敞的室内或室外场地,两种颜色的小呼啦圈若干个。

3. 活动过程

（1）在地板上排好两列呼啦圈。两列呼啦圈以及每列的前后两个呼啦圈之间的距离以学生能够四肢交替爬行为宜。

（2）学生用四肢爬行,手和脚必须在呼啦圈内。可以按顺序排队,一个接一个完成。

(3)当成员熟悉游戏规则后,也可分成两组进行接力赛。

4. 活动变化

可以规定手放在什么颜色的呼啦圈上,脚放在什么颜色的呼啦圈上。

5. 游戏难度 ☆☆

6. 注意事项

必要时要做好自闭症儿童游戏的协助工作,游戏过程中,要提醒儿童遵守游戏规则,有序排队等待游戏,手脚要在呼啦圈内。

(五)障碍跑

1. 活动目的

发展自闭症儿童的身体协调能力,增强自闭症儿童的身体素质,让自闭症儿童在团体社交游戏中体会追逐和躲避的快乐。

2. 活动准备

平坦宽敞的室内或室外场地,粉笔一支,可作为障碍物的插在地面上的小红旗若干,小鼓两个。

3. 活动过程

(1)用粉笔画出两条跑道,跑道中间设置若干障碍红旗,每条跑道终点设小鼓一个。

(2)学生从起点出发,绕过每一个障碍物,跑到终点,敲响小鼓,然后再绕过障碍物跑回来。

（3）待学生熟悉活动后,分两组进行比赛,看哪一组最先完成。

4．活动变化

可以增加障碍物的样式。

5．游戏难度 ☆☆☆

6．注意事项

游戏活动运动量较大,注意在适当的时候停下来休息。另外,游戏需要学生有一定的快速反应能力,能力较低的学生需要事先进行辅助练习。

（六）扔沙包

1．活动目的

发展自闭症儿童的视动统合能力及身体协调能力,增强自闭症儿童的身体素质,让自闭症儿童在团体社交游戏中体会追逐和躲避的快乐。

2．活动准备

平坦宽敞的室内或室外场地,软硬适中的沙包一个。

3．活动过程

（1）将参加游戏的学生分为两组,一组扔沙包,另一组躲沙包。扔沙包的一组再分两组站在场地的两端,躲沙包的一组站在中间。

（2）两头扔沙包的学生轮流扔向中间躲沙包的学生,如被砸中则退下场。如果躲沙包的学生接住沙包,则可以"救活"一个已下场的学生,让他重新上场。

(3) 直到躲沙包的人全部退下场,两组人互换角色,游戏重新开始。

4. 活动变化

可以增加沙包的花样,如炸弹沙包,炸弹沙包不能接,接住了就要退场。

5. 游戏难度☆☆☆

6. 注意事项

游戏活动运动量较大,注意在适当的时候停下来休息。另外,游戏需要学生有一定快速反应的能力,能力较低的学生需要事先进行辅助练习。

(七) 快递呼啦圈

1. 活动目的

通过低头、弯腰、跨等身体动作,训练自闭症儿童的身体协调能力,以混合游戏的形式使自闭症儿童能够学会融入游戏,增强自闭症儿童对游戏的专注力,并使自闭症儿童学会根据游戏的节奏进行自我调节。

2. 活动准备

平坦宽敞的室内或室外场地,呼啦圈一个,音乐播放器一个,不同节奏的音乐曲目若干首。

3. 活动过程

（1）全体成员在场地中间手拉手围成一个大圈站立。

（2）教师进行游戏示范：教师手上套有一个小呼啦圈，教师需要让小呼啦圈越过自己的头、躯干、手脚等部位，不依靠任何协助，把小呼啦圈成功转移到另一名学生身上，全程所有学生需要手拉手，保持所围大圈的完整性，小呼啦圈不掉落。

（3）当小呼啦圈成功越过所有人，再次转移到第一个人身上时，游戏结束。

4. 活动变化

根据自闭症儿童现场的表现及情绪情况，可以采用每两名自闭症儿童配一名助教的围圈方式进行游戏。必要时协助自闭症儿童跨越小呼啦圈。

游戏的进阶模式为加入不同节奏感的音乐，要求游戏者要在音乐结束前完成一轮的套圈游戏。

5. 游戏难度 ☆☆☆

6. 注意事项

必要时要做好自闭症儿童游戏的协助工作，游戏过程中要提醒儿童保持手拉手。

（八）搭桥过河

1. 活动目的

通过抛、弯腰、跨等身体动作,训练自闭症儿童的视动统合能力、身体协调能力。以同伴合作的游戏形式使自闭症儿童学会接纳同伴,增强对同伴的关注,进而学会依据对方的行动进行自我调节。

2. 活动准备

平坦宽敞的室内或室外场地,50cm×50cm 泡沫垫若干块,粉笔或胶带。

3. 活动过程

（1）教师酌情把学生分为两组,每人一块泡沫垫。

（2）在场地两端用粉笔或者胶带标出起点和终点,并把每组的比赛区域标示出来。

（3）教师和助教先进行游戏示范:两人一组,站在起点处,每人各拿一块泡沫垫。首先,一人往前铺泡沫垫,待泡沫垫放好后,拉着同伴一起跨到泡沫垫上。然后,另一人也把手中的泡沫垫往前铺,待泡沫垫铺好后拉着同伴一起跨到泡沫垫上。第一个人把后面的泡沫垫捡起来,继续往前铺,如此循环,直至终点。

（4）两组学生比赛从起点向终点前进,在这个过程中双脚始终要踩在泡沫垫上,不能踩在地上,否则要重新回到起点。

4. 游戏难度☆☆☆

5．注意事项

注意提醒学生，垫子不能铺太远，否则迈不到垫子上去，脚离开垫子就算犯规。助教做好跟踪保护工作。

（九）移动保龄球

1．活动目的

通过推、爬、撞等身体动作，训练自闭症儿童的自我控制能力及身体协调能力。以同伴合作的游戏形式使自闭症儿童学会依据速度进行自我控制，学会规避危险。

2．活动准备

感统室内铺有软垫的较平坦宽敞的场地，滑轮车，保龄球瓶若干个，保护软垫若干个，粉笔或胶带。

3．活动过程

（1）在场地两端用粉笔或者胶带标出起点和终点，并把每组的比赛区域标示出来。

（2）两人一组，一人站在起点处，一人坐在轮滑车上充当"保龄球"。

（3）比赛"开始"后，站立者把"保龄球"推出起点处，"保龄球"在滑行过程中不能动，若车子未能滑行至能够击倒保龄球瓶的地方，"保龄球"可以滑动双手让车子继续前行，直至击倒保龄球瓶为止。

（4）教师统计每组儿童击倒保龄球瓶的个数，宣布比赛结果：击倒保龄球瓶个数最多且没有犯规的一组获胜。

4. 活动变化

可以趴在滑板车上充当"保龄球"。

5. 游戏难度 ☆☆☆

6. 注意事项

做好自闭症儿童游戏的协助工作，游戏过程中，要提醒儿童遵守游戏规则：不要太用力，不要太快，注意安全。

（十）我是小小搬运工

1. 活动目的

通过跨、握、走等简单的身体动作，训练自闭症儿童的视动统合能力及身体协调能力。以同伴合作的游戏形式使自闭症儿童相互配合，进而学会依据对方的行动进行自我调节。

2. 活动准备

平坦宽敞的室内或室外场地，万象组合平衡木，小跨栏若干，粉笔或胶带，空的易拉罐若干个。

3. 活动过程

（1）场地中间放置两条平行的平衡木，间距50cm，于每条平衡木前方放置小跨栏一个，于两个起点处放置三个叠在一起的空易拉罐。

（2）两人一组练习,分别在起点处拿起叠好的空易拉罐。

（3）保持易拉罐平稳不掉落。两人开始亦步亦趋地走过平衡木、跨过小跨栏,把叠放着的易拉罐安全平稳地搬运至终点处。若中途易拉罐掉落,要在原地重新叠好易拉罐,再次进行搬运。

（4）待儿童熟练进行游戏后,可分组比赛,最快完成搬运任务且没有犯规的一组获胜。

4. 活动变化

变化易拉罐数量或障碍物数量来增加游戏的难度。

5. 游戏难度☆☆☆☆

6. 注意事项

游戏过程中,要提醒中途掉落易拉罐的儿童在原地重新叠好易拉罐后再次进行搬运。维持好游戏秩序,让儿童有序排队等待游戏。

六、情绪辨识、表达与管理类

情绪的辨识、表达与管理存在困难是自闭症谱系障碍儿童的典型特征。与此相关的活动主要是让儿童在游戏中学会认识不同的情绪,当对情绪的识别有了一定基础之后,学习情绪的表达和管理。

（一）读脸

1. 活动目的

引导学生感知、理解表情,增强对脸部表情的关注,了解他人的情绪。

2. 活动准备

"高兴""难过""生气""害怕"的人物图像若干。

3. 活动内容

（1）把人物图像发到每个学生手里。

（2）学生一起观察图像人物的表情,教师细致讲解每一种表情的五官特征,如开心的时候"眉毛往上扬,眼睛眯起来,嘴巴往上弯"。让学生指出自己喜欢的带有表情的脸。

（3）让学生分别看看旁边同学喜欢什么表情的脸。

（4）教师随机说出"高兴""难过""生气""害怕"四个词中的一个,请学生选出对应表情的图片。

4. 活动变化

让全体成员每人挑一张他喜欢的带有表情的脸谱图,图画朝外举在手里,请一个学生依次来"读脸",说出是什么表情。

5. 游戏难度 ☆☆

6. 注意事项

学生必须先完成上一步后才能做下一步。如只能做一步,应当先分步练习后,再参与这项活动。

(二) 变脸

1. 活动目的

发展学生对情绪的辨别能力以及听指令做表情的能力。

2. 活动准备

剪辑过的表现情绪变化的音乐。

3. 活动内容

(1) 教师随音乐说出:"我高兴! 我难过! 我……"然后演示不同情绪的表情,并引导学生学会辨识并表现不同的表情。在引导过程中,教师要注意总结出每一种表情下五官表现的特征。

(2) 教师说出指令:"我高兴! 我难过! 我……"与学生一起演示不同的表情。

(3) 教师说指令,学生自己演示不同的表情。

4. 活动变化

指令可以由教师来发出,也可以由学生来发出。发指令的速度可以由慢到快。

5. 游戏难度☆☆

6. 注意事项

对于能力较差的学生应在活动之前接受单独辅导。

（三）情绪大转轮

1. 活动目的

培养学生对他人表情的关注,感受与分享集体活动的快乐。

2. 活动准备

情绪转盘一个,转轮上贴有 6 张成人情绪的表情卡及 6 张儿童情绪的表情卡,贴在 12 格转盘上。

3. 活动内容

（1）教师转动情绪转盘,转盘针停在某一情绪格时,要求全体学生观察表情卡上人物的表情,并请一个学生说出人物表现的是什么样的情绪,说错了就要被其他学生挠痒痒。

（2）教师转动情绪转盘,情绪转盘旋转停止后,教师说:"一、二、三,开始!"全班学生一起说出转盘所指位置的人物所表现的情绪。

4. 活动变化

转盘表情卡中的儿童可以是班里的学生,成人可以是熟悉的教师或家长,训练一段时间以后,可再加入陌生人的表情。

5. 游戏难度☆☆

6. 注意事项

不在意结果的对错,而在于一起分享。

（四）看表情行动

1. 活动目的

发展儿童对脸部表情的专注力，及通过识别表情来行事的能力。

2. 活动准备

四个外观大小一样的纸箱子，学生喜欢的物品或食物。

3. 活动内容

（1）学生围箱子坐一个圈，先闭上眼睛或蒙上眼睛，听教师唱歌。同时教师在四个箱子中任选一个箱子，放进学生喜欢的物件。

（2）当教师无声时，要求学生看教师的眼睛，如果教师的眼睛看着哪位学生，哪位学生就要出列。

（3）出列的学生将手放在其中一只箱子上，然后看向教师。如果这只箱子里有东西，教师就展现笑脸，如果没有东西，教师就做出哭脸的表情，学生就换一只箱子，再次看教师的表情，如此修正自己的行为，直至找到物品。

4. 活动变化

当学生熟悉游戏规则后，教师可以做出相反的表情，正确时做出哭脸的表情，错误时展现笑脸。

5. 游戏难度☆☆☆

6. 注意事项

活动重点在于学生对老师表情的理解。

（五）小娃娃怎么了

1. 活动目的

促进学生情绪感知能力的发展；使学生学会根据自己的生活经验，猜测人物出现某种表情的原因。

2. 活动准备

准备各种表情的小娃娃玩偶若干。

3. 活动内容

（1）教师先向大家介绍："今天有几位客人要来，我们来看看是谁吧。"然后一一展示小娃娃玩偶。

（2）引导学生观察小娃娃的表情，让学生说出小娃娃是什么表情。

（3）让学生猜猜看，小娃娃怎么了，才会有这种表情，教师可以先举个例子。"小娃娃笑了，因为她收到一条漂亮的裙子。"然后分别让学生大猜想：

小娃娃笑了，因为……

小娃娃哭了，眼泪流出来了，因为……

小娃娃撅着嘴，生气了，因为……

哎呀！小娃娃害怕得张大了嘴巴，因为……

4. 活动变化

泛化到学生自己的情绪："你什么时候会笑，什么时候会哭，什么时候会生气,什么时候会害怕……"

5. 游戏难度☆☆☆☆

6. 注意事项

注意让每个学生都参与。

(六) 猜心情,贴表情

1. 活动目的

促进学生对情绪感知能力的发展;根据自己的生活经验,猜测人物在某种情境下会出现什么表情。

2. 活动准备

表情贴纸若干,情境小卡片若干,每张卡片上写有一个情境,如:

红红吃饭不挑食,老师表扬她。

凡凡在上学路上摔倒了。

艳艳在放学路上碰到一条好凶的黄狗。

天天下课跟同学打架,被老师批评了。

3. 活动内容

(1) 把情境卡片放在盒子里,用击鼓传花的形式,传递盒子,当盒子停在谁手里时,谁就要抽出一张情境卡片,交给教师。

(2) 教师念出情境卡的内容,请学生挑出正确的表情贴纸贴在卡片上。

（3）依次轮流。

4．活动变化

泛化到学生自己的情绪，发给学生一本"心情记录本"，让他们可以把自己每天的心情卡片贴上去。

5．游戏难度 ☆☆☆☆

6．注意事项

注意让每个学生都能参与。

（七）各种各样的害怕

1．活动目标

让自闭症儿童知道每个人都会有不一样的恐惧，能面对自己的恐惧，并大胆讲出来；初步了解一些对付恐惧的好办法。

2．活动准备

有害怕表情的真人图片若干。

3．活动内容

（1）给学生展示有害怕表情的真人图片，告诉大家每个人的经历不同，就会有各种各样的害怕，我们可以勇敢地说出自己心里的害怕。

（2）请学生讲讲让自己害怕的事情是什么。

（3）教师总结学生害怕的事情是什么，并再次强调大家很勇敢，已经把自己心里的害怕说了出来，这就是对付害怕的第一个好办法。

（4）教师提问学生："对于这么多不一样的害怕，你还有什么好办法吗?"每想出一个就给予奖励。

4．活动变化

可以让大家把自己的害怕表情画出来。

5．游戏难度☆☆☆☆

6．注意事项

注意做好心理方面的辅导。

（八）送表情娃娃回家

1．活动目的

促进学生发展情绪感知能力，初步发展应对各种情绪的认知。

2．活动准备

准备各种表情的小娃娃布偶若干。

3．活动内容

（1）教师先向大家介绍："前几天我们跟表情娃娃玩，现在他们想家了，让我们送他们回去吧，要求每个人跟表情娃娃说一句话。"

（2）依次请学生上来抽取一个娃娃布偶，教师引导学生观察并说出小娃娃是什么表情。

（3）请学生跟表情娃娃说一句话。如：

快乐的表情娃娃，你笑得真好看，我真喜欢你！

167

表情娃娃你别哭啦,我把玩具给你玩。

表情娃娃别害怕,我来保护你。

表情娃娃,你为什么生气呀? 生气就不漂亮啦,我来陪你玩吧。

4. 游戏难度☆☆☆☆☆

5. 注意事项

注意让每个学生都能参与。

(九)帮助眼泪娃娃

1. 活动目的

促进学生情绪感知能力的发展,学习情绪的表达和管理。

2. 活动准备

哭脸的表情娃娃一个,带洞的纸箱一个,手帕一条,小玩具一个,糖果一块,茶杯一个。

3. 活动内容

(1)教师出示眼泪娃娃,引导学生观察人物表情,根据自己的生活经验谈一谈娃娃遇到什么难过的事情,会让他哭得那么伤心?

(2)出示纸箱,介绍:"老师这儿有个百宝箱,里面有很多的宝贝,这里面的宝贝都可以用来帮助这个眼泪娃娃,哪个小朋友愿意上来摸一摸,看看你能摸到什么宝贝? 你怎样用这个宝贝来帮助眼泪娃娃呢?"

(3)分别让学生在百宝箱里摸一摸,摸到什么就说说怎样用这个东西帮助眼泪娃娃(如:用手绢给娃娃擦眼泪,和娃娃一块玩玩具,用茶杯倒杯水给娃娃喝等)。

(4)教师告诉学生:"眼泪娃娃接受了大家这么多帮助,他变得开心起来,变成乐哈哈娃娃了。"

4. 活动变化

可以换成别的表情娃娃,并准备相应百宝箱。

5. 游戏难度☆☆☆☆☆

6. 注意事项

注意引导所有的学生都参与。

(十) 我的感觉

1. 活动目的

促进学生情绪感知能力的发展,学习情绪的表达,培养关注能力。

2. 活动准备

准备学生喜欢的物品若干。

3. 活动内容

(1)教师将一些物件和食物摆放出来,当学生看到喜欢的物件,要去拿物件时,教师立刻把此物件拿到手上,藏在身后,笑眯眯地对他们说:"我很高兴你们喜欢这个×××。"说的同时,当学生看着教师时,教师把物件拿出来给他们玩。

（2）当学生独自玩得很开心的时候，教师提出分享玩具大家一起来玩的要求。学生体验一起玩的乐趣。然后教师说："和你们一起玩真开心。"之后就收起玩具。

（3）教师拿走玩具后，学生会不高兴，教师说："看到你不高兴，我很难过。"并问："还想玩吗?"当学生说还想玩时，教师问："老师把玩具收起来你心情怎么样呀?"引导学生说出："很难过。"

4. 活动变化

游戏中制造其他可能招致不同情绪的事情，如自己喜欢的食物或玩具被另一同学拿走。教师替他说出心中的失落、生气、烦躁、沮丧等情绪。

5. 游戏难度☆☆☆☆☆

6. 注意事项

呈现的玩具和食物，不应是学生的最爱，而是学生比较喜欢的。不在意结果的对错，重点在于一起分享。

七、辨识和使用肢体语言类

自闭症谱系障碍儿童对肢体语言的辨识以及应用能力比较差，辨识和使用肢体语言类活动以肢体语言为中心展开，当然这些肢体语言都比较简单，主要是想让儿童建立起理解肢体语言和使用肢体语言的基本观念。

（一）交通指挥

1. 活动目的

发展学生对手势的观察和理解能力,提高学生注意力。

2. 活动准备

较为宽阔的场地。

3. 活动内容

（1）将学生一字排开,教师站在学生对面。

（2）教师做示范动作。先做出简单的交通指挥动作,如"停""前行"等的手势动作,学生跟随教师做动作,并理解动作的含义。

（3）成员分成四组,每组成纵队站立,模拟成一辆小汽车。四辆"小汽车"分别从四个方位,向以教师为"交通岗"的方向开。每组在行驶过程中,要注意看教师的手势,适时地停止、前进等。

4. 活动变化

教师、学生可以变换角色,由学生来指挥教师,或者学生之间互相指挥。

5. 游戏难度☆☆

6. 注意事项

需通过讲解和示范让学生明白游戏规则。游戏中不要使用口语指令,要完全通过手势来进行。注意在游戏过程中保持游戏活动的趣味性,引导学生主动参与游戏社交互动。

（二）拍拍停、走走停、摇摇停

1. 活动目的

发展学生对肢体语言的观察和理解能力，提高学生注意力。

2. 活动准备

一块宽阔的场地。

3. 活动内容

（1）拍拍停：教师边说"拍手"边带领学生做相应的拍手动作，当学生正在集中精力拍手时，教师说："拍手拍手——停"，喊"停"的时候学生停住。待学生熟练后，将"停"字换成"停"的手势，学生一看见"停"的手势就要马上停住。

（2）走走停：与上述活动形式一样，只是把拍手换成走路。

（3）摇摇停：与上述活动形式一样，只是把走路换成摇手。

4. 活动变化

活动可以变成：画画停、说说停、拍拍停、跳跳停、蹲蹲停、写写停等。

5. 游戏难度☆☆

6. 注意事项

要强调互动产生的乐趣，而不要强制地要求互动。仔细观察，判断出适当的活动长度与速度。

（三）看动作说词语

1. 活动目的

发展学生对肢体语言的观察和理解能力,提高学生注意力。

2. 活动准备

一块宽阔的场地。

3. 活动内容

（1）教师做一个动作,学生说出相应的动词,例如教师做"抱"的动作,学生说"抱"。

（2）教师说:"抱——抱娃娃。"下一个学生接着说:"抱——抱西瓜。"教师再接着说:"抱——抱被子。"再下一个学生接着说:"抱——抱妈妈。"词组说得越多越好。

（3）教师换一个动作,如"拍"的动作,重复上述活动形式。

4. 活动变化

可以让学生来做动作。

5. 游戏难度☆☆☆

6. 注意事项

没有语言能力的学生要接受单独辅助。

（四）石头、剪刀、布

1. 活动目的

使学生学会辨识身体语言,学会使用身体语言来沟通,发展学

173

生的弹跳力。

2. 活动准备

一块宽阔的场地。

3. 活动内容

(1) 学生两人或三人一组,面对面站立。

(2) 同组学生同时用力向上跳,落地时两脚可任意成三种姿势:脚并拢表示"锤子",两脚左右开立表示"布",两脚前后开立表示"剪刀"。

(3) 依规则淘汰失败的学生。

4. 游戏难度 ☆☆☆

5. 注意事项

能力较差的学生在活动之前需要接受单独辅助。

(五) 小动物找食物

1. 活动目的

使学生学会使用手势和身体语言来表示小动物,发展学生对肢体语言的观察、理解能力以及使用肢体语言的能力。

2. 活动准备

一块宽阔的场地,小花猫、小鸡、小鸭子、小猪等动物的头饰若干,筐若干,小鱼、虫子、小虾、胡萝卜等的图像卡片若干,放在场地周围。

3. 活动内容

(1) 教师与学生分别选一种头饰戴上,说:"我是小花猫""我是小鸭子"……

(2) 教师和助教分别教会戴有不同动物头饰的学生该动物的模拟动作。如:

五指张开在腮边向外打开,代表小猫。

两根食指并拢放在唇前,配合声音,代表小鸡。

双手平叠,手指并拢上下打开,代表扁嘴小鸭。

竖起两根手指,其余手指并拢贴在头顶,代表小兔。

(3) 当学生都会使用肢体语言表示动物后,让学生模拟小动物去找食物,找到后做吃的动作,或者放入小筐里。

4. 活动变化

可以交换头饰,让学生能有机会做不同的肢体动作。

5. 游戏难度☆☆☆

6. 注意事项

能力较差的学生活动之前需要接受单独辅助。

(六) 中国队,加油

1. 活动目的

发展学生对肢体语言的理解和运用能力。

2. 活动准备

体育比赛录像。

3. 活动内容

(1) 教师介绍:"今天我们要看一场精彩的比赛,看的过程中给中国队加油助威哦。"

(2) 随着比赛的进程,教师带领大家做各种肢体动作,如:

加油鼓劲时,单手捏紧拳头,挥动拳头。

赢得比分时打出"V"形胜利手势,或是拍掌挥手等。

需要安静或静止不动时,可以食指竖直放在唇中央。

4. 活动变化

待学生熟悉这些肢体语言后,可以举行一场小小的体育游戏比赛,让学生使用刚才习得的肢体语言。

5. 游戏难度 ☆☆☆☆☆

6. 注意事项

强调以热烈的氛围带动学生使用肢体语言。

(七) 时装表演

1. 活动目的

发展学生对肢体语言的理解和运用能力。

2. 活动准备

每名学生准备一套时装表演的衣服。

3．活动内容

（1）所有学生分成两组，一组为表演组，一组为观众组。

（2）表演组穿好衣服，随着音乐节奏，在舞台上展示，并适当地做出"摆造型""转圈""和观众挥手"等肢体动作。

（3）观众组可上台献花、拥抱，或是在台下鼓掌、送飞吻等。

（4）表演完成后，两组轮换。

4．游戏难度☆☆☆☆☆

5．注意事项

强调以热烈的氛围带动学生使用肢体语言。在游戏前，教师需要让学生进行练习。

（八）你来比画我来猜

1．活动目的

培养学生对面部表情和肢体动作的观察力、模仿力，发展学生对肢体语言的理解，提高非语言沟通的能力。

2．活动准备

词汇大卡片（词汇的内容需根据学生的认知能力确定，直观的名词或动词比较容易，隐语太多会增加自闭症学生的理解难度）若干。

3．活动内容

（1）全体学生分成表演组、猜猜组、观众组三个组。

（2）猜猜组随机抽出一张密封的卡片交给教师。教师把词语内容说给表演组和观众组听，或是给表演组和观众组看。

（3）表演组根据词条内容做出动作，猜猜组来猜。

（4）待成员熟悉游戏内容后，分成两组比赛，看哪一组猜出来的词语多。

4. 活动变化

调换三组任务，让学生体验不同角色。

5. 游戏难度☆☆☆☆☆

6. 注意事项

强调互动所产生的乐趣。开始时可以是教师做动作，大家猜。注意保持游戏活动的趣味性。

八、学会做选择类

学会做选择类游戏的主要目的，是通过游戏中简单的自主选择，培养自闭症儿童的主动性，提升其自我概念，增强他们社交中的互动能力。

（一）玩具总动员

1. 活动目标

培养学生根据自己的意向做出选择，并借助语言或非语言媒介表达自己需求的能力。有语言能力的学生能表达出："我想要这个。"没有语言能力的学生能用手指出自己所需要的。

2. 活动准备

儿童喜欢的玩具若干。

3. 活动内容

（1）教师将学生喜欢的玩具摆放在学生面前,教师摆弄玩具以引起学生的注意。

（2）教师观察学生的表现,引导有语言能力的学生用手指向自己喜欢的玩具并说出："我想要这个。"没有语言能力的学生可以用手指出自己喜欢的玩具。当学生拿到想要的玩具时,应立即强化这一动作并给予鼓励。

4. 游戏难度☆

5. 注意事项

保持游戏活动的趣味性。注意发挥学生的主动性。

（二）找朋友

1. 活动目的

以游戏活动为载体,培养学生主动选择朋友,并与朋友进行互动的能力。

2. 活动准备

比较宽敞的空地。

3. 活动内容

(1) 全部学生围成一个圈站立,找一名学生在圈中站立。

(2) 教师带领学生边拍手,边唱儿歌"找呀找呀找朋友,找到一个好朋友",圈中的学生也边拍手边唱,并蹦蹦跳跳围着内圈转,一遍儿歌结束后,圈内的学生要迅速走到自己选中的学生面前。

(3) 待学生看到圈内的学生被选中后,大家一起拍手唱:"敬个礼啊、握握手,我们都是好朋友。"圈内的学生跟着大家唱的节奏,做敬礼、握手、拉手在原地转圈的动作。儿歌唱完后,圈内的学生和找到的朋友要互换位置。

(4) 由被选中的学生继续找朋友,游戏重复进行。

4. 游戏难度☆☆

5. 注意事项

游戏刚刚开始的时候,对无法完成任务的学生,教师可在一旁引领学生完成任务。

(三) 好吃的水果

1. 活动目标

通过品尝各式各样的水果,让学生体验喜欢与不喜欢的感觉。学生可以从中选择自己最喜欢的,并学会说句子:"我最喜欢吃××。"

2. 活动准备

各式各样的水果若干。

3. 活动内容

（1）教师与学生一起完成洗水果、切水果的过程。

（2）教师为每个学生分发一小块水果，学生体验各种水果的味道，然后问每个学生："你感觉哪个最好吃？"引导学生用手指出他最喜欢吃的水果，教学生学说句子："我最喜欢吃××。"

（3）教师再一次出示各种各样的水果，问学生"你最喜欢吃哪种水果？"学生答对后，老师马上奖励他最喜欢的水果。

4. 游戏难度☆☆

5. 注意事项

在让学生品尝水果的环节给予学生的水果分量要适中，太多会导致学生在之后的游戏环节对水果不感兴趣，太少会导致学生无法正确感知食物的味道。

（四）送给妈妈的礼物

1. 活动目标

本活动主要是通过模拟的或真实的购物情境让学生根据自己的需要选择相应的物品，并学会说句子："我想送给妈妈（爸爸）××。"

2. 活动准备

校园小超市。

3. 活动内容

（1）创设情境，引出要送辛苦工作的妈妈一份礼物。

（2）教师引导学生到校园小超市中观察物品,问:"你想选什么物品送给妈妈?"引导学生说出句子:"我想送妈妈××。"

（3）教师引导学生到超市去选择自己想要送给妈妈的物品。

（4）引导学生继续为爸爸选择礼物。

4. 活动变化

如果有条件,可以带学生到真实的超市中学习、体验。

5. 游戏难度☆☆

6. 注意事项

在选择物品的时候,要注意引导学生按照规则文明购物。

（五）最佳拍档

1. 活动目的

以运球活动为载体,让学生根据自己的意愿选择合作的伙伴,培养学生主动选择同伴的能力,进而增加学生与其他伙伴主动交往的意识。有语言能力的学生能说出:"我们一组好吗?"

2. 活动准备

长木棒若干,皮球若干。

3. 活动内容

（1）将学生分成两组,请第一组从第一名学生开始,依次到另外一组中选择一名自己认为可以配合得很好的同学一块游戏,有语言能力的学生要求能说出:"我们一组好吗?"

（2）搭成一组的伙伴，双手分别拿住两条长木棒的两端，搭成桥状，将球放到两条木棒中间，听到指令后，并排向前走，比一比哪组配合最默契，最先到达终点。按照到达终点的不同顺序给予每组不同的奖励。

（3）第一组的学生全部选择完后，从第二组的第一名学生开始选择，并依此类推开展游戏。

（4）让学生想一想，在刚才的游戏活动中跟哪位同学配合得最默契？

4. 游戏难度☆☆☆

5. 注意事项

对于多次选择同一个伙伴进行游戏的学生，教师可适当提醒他换其他的同学尝试一下。

（六）掰手腕

1. 活动目的

以游戏活动为载体，使学生了解在挑选游戏伙伴的时候，要适当考虑对方及自身的实际情况，并根据游戏的要求进行适当的衡量后再做出选择。

2. 活动准备

适量的桌子及椅子。

3. 活动内容

（1）教师选出一名学生，让他从其他学生中选出一名他认为自己能够战胜的对手与他进行掰手腕比赛。在学生选择对手的时候可适当引导学生,以大家平时在搬东西或抬东西时的表现为标准进行选择。

(2) 进行掰手腕比赛,通过比赛结果让学生判断自己的选择是否正确。

(3) 选择另一名学生重复相同的游戏。

4. 游戏难度☆☆☆

5. 注意事项

在游戏前要事先向学生讲明掰手腕的规则,在游戏中要对不遵守规则的学生进行提醒。

(七) 最佳服装搭配师

1. 活动目的

让学生学会根据性别、胖瘦、高矮、喜好等的不同选择适当的衣服,同时通过游戏使学生明白选择不仅仅取决于自己的喜好,还要考虑到其他方面的因素。

2. 活动准备

男生的、女生的衣服各若干,包括适合学生穿的、不适合学生穿的衣服。

3. 活动内容

(1) 挑选几名学生做服装搭配师,几名学生做模特,其他学生做评委,或让学生自己选择角色。一名服装搭配师对应一名模特,让搭配师从众多衣服中为自己的模特选出适合他的衣服,并为他穿上衣服。

(2)先让服装搭配师说一说为什么为模特选择这样的衣服。

(3)由大家举手投票选出喜欢的模特服装,教师记下投票结果,并让评委们说说为什么喜欢,为什么不喜欢。

(4)教师与学生一起比一比,看谁的票数最多,即是最佳服装搭配师。换一组学生继续游戏。

4.游戏难度☆☆☆☆

5.注意事项

衣服一定要根据学生的实际及游戏的目的充分准备好,另外,在让学生自己表达的环节中,教师一定要注意加以引导。

(八)百宝箱寻宝

1.活动目的

培养学生在游戏活动中面对材料缺乏的情况,根据物品的用途,发挥想象力寻找恰当的替代物的能力,使学生学会解决游戏中出现的问题。

2.活动准备

放满各种学生常见物品(如一些家居用品、玩具等)的纸箱。

3.活动内容

(1)教师从箱子中拿出一个小瓶子,问:"这是什么? 可用来做

185

什么?"引导学生说出在游戏时可以代替学生喝水的杯子、小宝宝的奶瓶、花瓶等。

(2)出示一个玩具布娃娃:"小宝宝要睡觉了,没有被子怎么办?"教师引导学生到箱子中选择可以替代被子的物品。

(3)"小宝宝生病了,要打电话叫救护车去医院,没有玩具电话怎么办?"

……

教师还可引导学生在教室里寻找适当的替代物。

4. 游戏难度☆☆☆☆☆

5. 注意事项

游戏的材料要丰富多样,让学生能选出不同的替代物,利于学生相互比一比谁选得最贴切。

九、加入游戏、遵守游戏规则、接受比赛输赢类

这一类的游戏主要是让自闭症儿童能较主动而有礼貌地加入他人的游戏中去,遵守一般的社交规则(如轮流、等待等)和游戏自身规则,且能接受比赛的输赢。这一类游戏需要较高级的社会交往技巧。当然,以下的游戏并不只具有单一的功能,它还可以训练自闭症儿童的其他基础能力,比如认知能力、手眼协调能力等。

（一）小车游戏

1. 活动目的

让自闭症儿童学会发出与他人游戏和交流的信号，能与他人一起游戏。

2. 活动准备

一个玩具小车，一张小圆桌，每个孩子一个小玩偶。

3. 活动内容

（1）大家围圆桌坐下。教师推动玩具小火车，并说："我们的火车马上就要开了，有去游乐园玩的吗？"示意一个学生把他手中的小玩偶放在车上。

（2）教师说："小车开动了哦！嘟嘟嘟！"同时将载有玩偶的小车推至另一个学生面前，说："要乘车吗？我们一起玩吧！"让学生把自己的玩偶也放在车上，直至最后一名学生的玩偶放在车上。

（3）教师说："小动物玩了一天要回家了，送他们回家喽。"将玩偶再送还每一个学生。

（4）每个学生轮流模仿教师刚才的活动过程。重点在于能模仿教师，发出"一起玩吧"的邀请。

4. 活动变化

可以换成别的台词，如去××家做客、去麦当劳吃饭等。

5. 游戏难度☆☆☆

6. 注意事项

随着学生逐渐熟悉游戏过程,教师的辅助应逐渐退出。

(二)图片大赢家

1. 活动目的

在许多不同的简单协调活动中,使学生学会控制时间并配合教师的行动,在互动游戏过程中要保持注意力的持久性。

2. 活动准备

不同的动物卡片若干张。

3. 活动内容

(1)先让两个学生上前来站在一张桌子跟前,教师将卡片混合放好。

(2)教师随意喊出一个动物的名称,同时将任意一张卡片拿出来放在桌上,如果动物名称和卡片一样,学生立即抢牌并拿在自己手里。如果不一样,则进行下一轮。

(3)助教引导其他的学生加入游戏。先让他们观察别人怎么玩(知道游戏规则),然后说:"我也想跟你们一起玩,可以吗?"

(4)教师引导正在游戏的学生接纳他人加入游戏。

4. 活动变化

将动物卡片改成颜色卡片。

5．游戏难度☆☆☆

6．注意事项

参与学生不宜太多，5～6个左右，否则容易哄抢。

（三）踢球

1．活动目的

通过游戏，让学生学会如何参与别人的游戏，意识到与人合作的重要性。

2．活动准备

足球或皮球若干个。

3．活动内容

（1）学生自由组合，三人一队，最快组队成功的一组，教师就给该组足球。

（2）没能组队成功的学生由教师带领去其他组进行协调，并让该生表达他想加入的意愿："我想和你们一起踢球，好吗？"教师对能够主动接纳该生的小组给予表扬。

（3）在规定的时间内小组踢球，之后重新分组踢球。引导没有组队的学生礼貌表达意愿，并引导其他的学生给该生机会。

4．活动变化

可以是玩其他的游戏，重点在于引导学生参与游戏。

5．游戏难度☆☆☆☆

6. 注意事项

应注意及时引导落单学生进行语言表达训练和情绪处理。

(四) 放入桶中

1. 活动目的

培养学生轮流玩游戏的习惯;培养学生学会分享游戏的乐趣,从关注"自我"到关注"团体"。

2. 活动准备

放置玩具的桶,积木或拼图。

3. 活动内容

(1) 两个孩子面对面而坐,将积木摆在桌上。

(2) 让其中一名学生放一块积木到桶中,然后将玩具桶推至对面的同伴面前。

(3) 同伴重复把一块积木放入桶中,再将桶推回去,直至桌上的积木完全放入桶中。

4. 活动变化

数量可以由一块增加到两块、三块等。可以让所有人围成一圈,一个接一个地放积木到桶中。

5. 游戏难度☆

6. 注意事项

重点是训练学生放积木之后,将玩具桶推到同伴面前的意识。

当桶被推到某学生面前时,该学生能积极迅速地做出正确反应,并传给下一个人。

(五) 记忆纸牌

1. 活动目的

让自闭症儿童建立起轮流的规则意识,并能接受比赛的输赢。同时在游戏的过程中增强记忆能力。

2. 活动准备

一副纸牌,一个托盘,学生喜爱的小零食若干。

3. 活动内容:

(1) 将纸牌打乱顺序,放在托盘中。

(2) 每个学生轮流,一次翻两张牌,如果两张牌相同,那么这两张牌可以归该生所有;若两张牌不相同,则将牌放回,重新洗牌,把托盘移至下一名学生面前,继续翻纸牌。

(3) 游戏结束时,获得纸牌最多的学生获胜并得到奖励。

4. 活动变化

纸牌的数量可以根据学生的人数而变化。学生可以主动洗牌,把托盘和纸牌交给下一个同伴。

5. 游戏难度☆☆

6. 注意事项

游戏中有些学生得到的奖励多,教师要注意引导得到奖励少的学生接受比赛的输赢。

(六) 弄破气球

1. 活动目的

引导学生遵守游戏的规则。

2. 活动准备

五张卡片,上面分别画着手、脚、屁股、锤子、棍子的图片,玩具锤子和玩具棍子,吹好的气球若干。

3. 活动内容

(1) 学生围成一个圈站立。

(2) 教师轮流请每人抽签,学生按抽到的卡片内容所指示的方式弄破气球。如抽到有手的图的卡片,就用手弄破气球。

(3) 在这个过程中,教师要强调轮流抽签的原则和抽到什么卡片就用什么方式弄破气球的游戏规则。

4. 游戏难度 ☆☆

5. 注意事项

害怕气球爆破声音的学生不要参加活动。

(七) 打地鼠

1. 活动目的

引导学生理解游戏规则,对情境进行判断,然后再计划行动。

2. 活动准备

先让学生玩电脑上打地鼠的游戏，以增进学生对规则的理解。大部分学生能够较容易理解游戏的规则，并有强烈的玩游戏的动机。

"打地鼠"的道具充气锤子。

3. 活动内容

（1）在地面上画一个个圆圈，一个学生一个圈，学生站在圈内。教师手里拿一个充气的大锤。

（2）游戏开始，教师见到站起来的学生，就可以用"充气锤"敲打该生的头部，当他蹲下便不敲打。

4. 活动变化

教师可与学生变换角色，让学生来"打地鼠"。

5. 游戏难度☆☆

6. 注意事项

敲打的时候注意趣味性和声音的提示，避免让学生理解成"挨打"而非游戏。

（八）击中罐山

1. 活动目的

旨在训练自闭症儿童轮流、协作的能力以及手眼协调能力，同时让自闭症儿童学会接受比赛的输赢，当输掉游戏时，能及时把玩具按规则传递给下一名学生。

2. 活动准备

一块平整的场地,六个空易拉罐瓶子,一个网球。

3. 活动过程

(1) 由助教指导一个自闭症儿童将易拉罐瓶放在面前的空地上堆成塔形(最底层三个瓶,中间层两个瓶,最高层一个瓶)。

(2) 当瓶堆好后,引导自闭症儿童退后,并将网球交给他,让其向前滚动网球击打空瓶塔,若瓶子未被全部击倒,将球捡回并换另一人重新滚球,直至空瓶被全部击倒。

(3) 罐子全被击倒后,重新堆罐山,开始新一轮游戏。

4. 游戏难度☆☆☆

5. 注意事项

注意引导学生学习轮流的概念,并按照规则进行传递,注意梳理自闭症儿童的情绪。

(九) 抓尾巴

1. 活动目的

引导学生接受和坦然面对游戏活动中的输赢,发展学生的观察力、判断力。

2. 活动准备

手帕或彩布条。

3. 活动内容

（1）将学生分成两组，一组学生扮小动物，每个人在后腰别一条彩色布条或手帕，当作尾巴，另一组当抓尾巴的人。

（2）游戏一开始，"小动物"在规定范围内四散奔跑，抓尾巴的人去追"小动物"，尽力抓"小动物"的"尾巴"（从身后抽下布条、手帕）。

（3）丢了"尾巴"的"小动物"为失败者，到场外休息，等下次游戏再玩。没有被抓到"尾巴"的"小动物"是胜利者。

4. 游戏难度☆

5. 注意事项

要求学生遵守游戏规则。游戏过程中，随时注意学生的动作，防止其摔倒受伤。另外，游戏活动所要求的技能并不高，但教师要注意让学生理解胜利和失败的概念，并做好心理引导。

（十）抱枕和球

1. 活动目的

引导学生接受比赛的输赢，培养学生的观察力、判断力和手眼协调能力。

2. 活动准备

大抱枕若干个，软体球若干，粉笔、强化物若干。

3. 活动内容

（1）把学生分成两组，每一个学生分一个大抱枕。

（2）用粉笔画出两条线，两线之间相隔五米，双方都不可以逾越。学生把大抱枕抱起来，遮挡住自己的身体，头不时地从大抱枕中探出来，看看对方在哪里。

（3）慢慢移动大抱枕，拿起软体球，扔向对方。另一方看到过来的球，避开球不让球砸在自己身上。

（4）被砸中的学生就要出局，只能看别人游戏，并且要去捡球并放入桶中。

4. 游戏难度 ☆☆☆

5. 注意事项

游戏过程中，应避免软球砸中眼睛。做好被淘汰学生的心理辅导，引导他们接受游戏中的输赢。

十、寻求协助、回应拒绝、解决冲突类

这类游戏活动主要是设置各种需要帮助的情境，让自闭症儿童练习使用礼貌语言，在恰当的时机请求他人帮助，并在被拒绝时能坦然接受。通过情景剧等形式，让自闭症儿童学会如何解决日常活动中的冲突。

（一）礼物袋

1. 活动目标

培养自闭症儿童寻求帮助的能力。

2. 活动准备

学生喜欢的食物,透明塑料袋若干。

3. 活动内容

(1)教师事先将学生喜欢的食物放在透明塑料袋里,并挂在较高处,学生自己伸手够不到。

(2)教师告诉学生,有人送礼物给他们,请他们自己去选自己喜欢的礼物袋。

(3)当学生选好,又拿不下来的时候,要引导学生说:"老师,请您帮我拿一下。"

(4)可多准备一些礼物袋,重复进行。

4. 活动变化

可以是不透明的颜色亮丽的袋子,让学生随机选择,这样会给学生带来惊喜。

5. 游戏难度☆☆

6. 注意事项

保持游戏活动的趣味性。注意让学生主动参与游戏,进行社交互动。

(二)搬沙袋

1. 活动目的

引导自闭症儿童学会在需要时寻求他人的协助,体验合作的快乐。

2. 活动准备

六个沙袋。

3. 活动内容

（1）教师把六个沙袋并排放在一边。

（2）教师告诉学生，谁最先把沙袋搬到对面助教那里，就给予奖励。

（3）教师先让学生依次尝试，在学生搬不动的情况下，教师提示学生可以推行，或者引导学生自己找帮手一起来完成推沙袋的任务。

（4）对可以把沙袋推到助教那里的力量大的学生，给予奖励。

（5）力量不够的学生可以自己找帮手："你好，我们一起推好吗？"自己找到帮手一起推到助教那里，也可以获得奖励。

4. 活动变化

可以让两个学生一起滚动沙袋。

5. 游戏难度 ☆☆☆

6. 注意事项

沙袋的重量要考虑班级大部分学生情况，注意安全。

（三）拼图比赛

1. 活动目的

让自闭症儿童明白自己的需求有时需要求助他人才能满足。

求助别人的时候,要有礼貌地表达自己的需要。被人拒绝时,应坦然接受。

2. 活动准备

拼图若干张。

3. 活动内容

(1) 教师事先准备好一幅已经拼好的拼图给学生看。

(2) 请学生按照教师的要求拼图。

(3) 如果有学生不会拼,教师就问学生:"不会拼,怎么办?"教师提示学生去找同学帮忙。

(4) 学生要先问同学:"你可以帮我吗?"如果同学拒绝了,就要找其他同学。

(5) 对求助别人完成拼图任务的学生,教师要给予奖励。

4. 游戏难度 ☆☆☆

5. 注意事项

拼图的难度要适合大部分学生的能力,难度太大或太小都会失去求助的意义。

(四) 寻宝记

1. 活动目的

引导学生学会在有困难时寻求他人帮助,并要能恰当地回应他人的拒绝。

2. 活动准备

某种颜色的纸条若干。

3. 活动内容

(1) 教师提前把一些纸条贴在校园的外墙以及树干上,位置稍高于学生手能触及的高度。

(2) 教师要求学生去寻找纸条,并且明确告诉学生拿到一张纸条就有一份奖励。

(3) 寻宝开始,学生找到纸条所在的位置并且向周围的大人求助:"××老师(叔叔、阿姨),帮我把纸条撕下来好吗?"当被求助的成人能够帮忙撕下来纸条时,学生要马上表示感谢。对于不愿意帮忙的成人,要有礼貌地回应:"对不起,打扰了!"

(4) 教师提前与附近的工作人员以及助教沟通,保证每个学生都有一次被拒绝的机会,观察学生的反应。

4. 活动变化

教师把一些水果模型提前放在某片草丛中,在游戏开始时,让学生去寻找水果。学生可以请周边的人帮忙寻找水果,如果学生能够求助他人,并成功找到水果,就给予奖励。

5. 游戏难度 ☆☆☆☆

6. 注意事项

摘纸条时,不允许学生使用凳子等工具自己去拿。教师要注意引导学生向他人求助,并在求助别人的时候使用礼貌用语。

（五）贴鼻子

1. 活动目的

让学生学会礼貌地向人求助,并能够对别人的帮助给予感谢,同时也能对别人的拒绝礼貌地予以回应。

2. 活动准备

黑板,没有五官的人物头像画,鼻子、嘴巴、眼睛等图片的贴纸。

3. 活动内容

(1) 教师先点出几个学生的名字,请这些学生自己去寻找一个伙伴一起完成任务。引导学生要学会有礼貌地向人求助:"×××,你能帮我指路吗?"并对别人的帮助给予感谢,同时对于别人的拒绝也能礼貌地给予回应:"对不起,打扰了。"(可能较难完成,需要学生经过一定的训练以后才能实现)

(2) 找好合作对象之后,两人协商分工,一个蒙眼贴鼻子的图片,一个在旁边指挥进行。两人合作完成贴鼻子的任务。

(3) 共同完成任务的两人都能获得奖励。

(4) 依次让成员合作完成其他五官的粘贴。

4. 游戏难度 ☆☆☆☆

5. 注意事项

活动的重点在于学生自己去寻找合作对象,找到合作对象的学生马上得到奖励。对于蒙眼的学生,要注意他们的安全。

（六）投乒乓球

1. 活动目的

引导学生在有需要时，寻找协助对象，并能够礼貌地表达需求。当面对他人的拒绝时，能够礼貌回应，不发脾气。

2. 活动准备

塑料桶若干，乒乓球若干，小盆子若干。

3. 活动内容

（1）每个学生依次选择自己的朋友，最先表达"我要找朋友"的学生有机会先选择朋友。

（2）在寻找朋友的时候，教师要引导学生有礼貌地表达："×××，我们一起玩好吗？"得到别人的允许，要马上表示感谢；遭到拒绝时，不能继续纠缠，要礼貌地回应："对不起，打扰了。"然后去寻找下一个对象。

（3）两人一组站在相隔三米的两端，一个学生拿着塑料桶，另一个学生拿着装有 20 个乒乓球的小盆子。

（4）将学生分三组同时进行比赛，当教师发出指令："开始"，手里拿乒乓球的学生就要向对面的塑料桶里投乒乓球。

（5）在规定的时间内，投进塑料桶里乒乓球最多的一组就能够获得奖励。

4. 游戏难度☆☆☆☆

5．注意事项

有些学生可能较难达到这一项游戏的目标,需要经过一定训练以后才能完成。教师要注意学生的安全问题,特别是在投球的时候。

(七) 动物剧场(一)

1．活动目的

让自闭症儿童了解并学会如何处理冲突。

2．活动准备

小猫、小狗、小羊、小牛头饰各一个,志愿者或助教四名。

3．活动内容

(1) 教师介绍:"今天小动物们要给大家表演一个好看的节目。请大家欣赏。"

(2) 助教表演小短剧

旁白:下课铃响了。(叮零……)

小猫:小羊、小狗,我跟你们一起玩好不好?

小羊:我们不跟你玩!

小狗拉着小羊说:哼! 不跟你玩,我们走!

小牛在一边看着。

(3) 教师带领大家讨论:①小羊、小狗这样做好不好? ②假如你是小猫,你的心情如何? ③假如你是小牛,你打算怎么做? ④他们该如何解决冲突?

(4) 助教按照刚讨论的结果重新演一次。

4. 活动变化

助教重新演完之后,可以让学生自己再演一次。

5. 游戏难度☆☆☆☆☆

6. 注意事项

注意引导学生理解剧情,以及讨论出好的办法。

(八) 动物剧场(二)

1. 活动目的

让自闭症儿童了解并学会如何处理冲突。

2. 活动准备

长颈鹿、猴子、鳄鱼、小鸭子玩偶各一个,志愿者或助教四名。

3. 活动内容

(1) 教师介绍:"今天小动物们要给大家表演一个好看的节目。请大家欣赏。"

(2) 助教表演小短剧

旁白:教室里,长颈鹿在跟鳄鱼说话,猴子突然跑出来跟鳄鱼玩恶作剧,扯鳄鱼的尾巴。

鳄鱼:别弄我的尾巴!(猴子还是扯鳄鱼尾巴,鳄鱼推了一下猴子)

猴子：你干嘛推我！（猴子用力推了一下鳄鱼）

鳄鱼：谁让你扯我尾巴！（鳄鱼又推了猴子一下）

小鸭子：别打了，别打了！

（3）教师带领大家讨论：①猴子这样做好不好？②假如你是鳄鱼，你的心情如何？③他们该如何解决冲突？

（4）助教按照刚讨论的结果重新演一次。

4. 活动变化

助教重新演完之后，可以让学生自己再演一次。

5. 游戏难度☆☆☆☆☆

6. 注意事项

注意引导学生理解剧情，以及讨论出好的解决办法。

十一、合作、分享、交换类

合作、分享和交换是社会交往发展高级阶段的行为，在对自闭症儿童进行团体社交游戏干预时，这类游戏应从比较简单的合作、分享和交换行为开始，而且当儿童能力还未发展到相应阶段时，最好不要急于进行这类游戏，还是应从基础的团体社交游戏接受干预开始。

（一）传易拉罐

1. 活动目的

教师通过分组比赛的形式，让自闭症儿童明白团队合作的重要性。

2. 活动准备

易拉罐一大筐，篮子两个。

3. 活动内容

（1）教师把学生分成两组，各自排成一竖排。

（2）请第一个学生从筐里拿易拉罐转身传给后面的学生，依次往后传到最后的学生，最后的学生转身将易拉罐放到身边的篮子里。当第一个学生将第一个易拉罐传递出去后，要马上拿第二个开始传递，依此类推。

（3）两组学生进行比赛，看最后哪组学生篮子里的易拉罐最多，哪组就胜利。

（4）在传递易拉罐的过程中，每个学生的脚不准动，只能转动身体。

4. 活动变化

每个学生站在呼啦圈里面，每个呼啦圈有一定的间距，学生要伸长手臂把易拉罐传给后面的学生。两组学生进行比赛，看最后哪组学生篮子里的易拉罐最多，哪组就胜利，该组的每个学生都能获得奖励。

5. 游戏难度 ☆☆

6. 注意事项

在活动中,教师要多次强化每个学生的良好表现,并应及时矫正学生的不良行为。

(二) 会动的纸箱

1. 活动目的

培养自闭症儿童良好的合作精神,体会扮演游戏中不同的角色,锻炼自闭症儿童的粗大运动能力和平衡能力。

2. 活动准备

大纸箱,空旷场地。

3. 活动内容

(1) 让一个学生坐在纸箱中,其他的学生一起推动这个纸箱。

(2) 让每一个学生体会扮演"推"和"被推"的角色。

4. 活动变化

对于体重较重、不易推动的学生,可以引导学生想出解决问题的办法,比如借助小推车。

5. 游戏难度 ☆☆

6. 注意事项

注意保护学生,避免受伤。注意学生的情绪,避免场面混乱。

（三）一起炒"豆子"

1. 活动目的

培养自闭症儿童的合作能力，提高自闭症儿童的手眼协调能力。

2. 活动准备

若干个直径 10 厘米左右的小皮球，长宽为 2 米左右的布带若干，长宽为 5 米左右的布一块。

3. 活动过程

（1）先让学生两两组合，分别抓住长宽为 2 米左右的布带的四角，共同将布撑开。

（2）将小皮球放入布料的中间，学生共同抖动布料，不能让皮球滚落地上。

（3）增加小皮球数量，说："一个豆，两个豆，三个豆，一起把豆子抛向天空。"看谁能把"豆子"炒得最高。

4. 活动变化

待学生熟悉游戏内容后，可由多个学生共同使用更大的一块布来炒"豆子"。

5. 游戏难度 ☆☆☆

6. 注意事项

助教要注意辅助一些参与度弱的学生。

（四）拔河比赛

1. 活动目的

通过不同的分组进行拔河比赛，让学生意识到集体力量是强大的，并且加深同学之间的友谊。

2. 活动准备

拔河用的绳子一条，红色布条系在绳子中间作为分界。

3. 活动内容

（1）教师先请出一个学生和助教一起示范拔河比赛。当教师发出"开始"的指令后，学生和助教就要用力把绳子向自己后方拉。

（2）教师先请力量比较悬殊的两人进行拔河比赛。当力量弱的学生失败后，教师允许该生选择一个同学作为帮手。

（3）当该生能够找到同学作为帮手时，教师给予其奖励。之后继续拔河比赛。

（4）教师不断要求失败的一方去寻找帮手，能够找到帮手的学生获得奖励。

4. 活动变化

教师把全班学生分为不同小组进行比赛。首先是每组两人比赛，之后是每组三人比赛、四人比赛等。教师要求每组学生在比赛前进行加油鼓劲。

5. 游戏难度☆☆☆

6. 注意事项

教师及时表扬和鼓励配合良好的学生,并及时纠正学生出现的问题。教师在拔河过程中要注意保护学生,避免受伤。

(五) 夹球前行

1. 活动目的

通过两人夹球前进的游戏,培养学生之间的合作意识,使其认识到合作的重要性。

2. 活动准备

皮球若干个。

3. 活动内容

(1) 教师与助教示范,背对背中间夹一个球前行。之后,学生自由选择一名学生作为搭档完成夹球任务。

(2) 学生在选择搭档的时候,要有礼貌地表达:"××,我们一起玩好吗?"被邀请的学生可以答应也可以拒绝该生的要求。

(3) 对能够邀请到搭档的学生,教师马上给予奖励。

(4) 比赛开始,两个学生背对背,中间夹着一个球快步走到终点处,最快到达的一组为赢方。

4. 活动变化

两个学生面对面站立,双手搭在对方的肩膀上,在两人中间放一个球,在规定的时间内把球运到终点处为赢方。

5. 游戏难度☆☆☆☆

6. 注意事项

注意学生在运动过程中的安全,防止摔跤。

(六) 交换礼物

1. 活动目的

培养自闭症儿童简单的分享和交换意识,提高自闭症儿童对他人的关注意识。

2. 活动准备

所有学生准备一个小礼物,用小盒子装好。

3. 活动内容

(1) 学生手拿礼物,分成两组,相距10米面对面地站好。

(2) 听到指令:"开始。"每组排头的学生便相向而跑。两人汇合后,先拥抱、握手,然后交换礼物、击掌,最后各自跑向对方队伍的末尾,拆开盒子,拿出礼物。

(3) 两个相互交换礼物的人相互说:"谢谢! 我很喜欢你的礼物。"

4. 活动变化

也可通过抽签的形式两两交换礼物。

5. 游戏难度☆☆

6. 注意事项

游戏过程中,随时注意学生的动作,防止摔倒受伤。

(七) 交换玩具

1. 活动目的

通过交换玩具玩的形式,让学生能够学会与人分享,并体会到与人分享的喜悦。

2. 活动准备

学生喜欢的玩具若干,大盒子一个(用来盛玩具),铃铛一个。

3. 活动内容

(1) 学生围坐成一圈。

(2) 教师分别请每个学生上前,到盒子里选择一件最喜爱的玩具,然后坐回座位,将玩具放在自己的面前。

(3) 告诉学生说,可以在自己的位置上玩玩具三分钟,当听到铃铛声时,全部学生按照顺时针方向将自己的玩具传给旁边的同学玩。

(4) 玩三分钟后,继续交换玩具。

4. 活动变化

待熟悉规则后,也可以让自闭症儿童自己找人交换玩具玩。

5. 游戏难度 ☆☆☆

6. 注意事项

年龄太小的学生是没有很好的分享概念的,所以要待学生具有一定分享意识后,才能进行真正的分享性游戏。对于不愿意与人分享玩具的学生,可以让他暂时出局,但要做好引导工作。同时要奖励那些能够与人分享的学生。

(八) 探险家

1. 活动目的

让自闭症儿童学会与其他同学共享资源,学会与他人合作、与他人分享快乐。

2. 活动准备

水壶一个,手帕两条,卫生纸三张,手电筒一个,书包一个,学生各自喜欢的零食和水果若干。

3. 活动内容

(1)教师将水壶、手帕、卫生纸、手电筒和书包分别发到每一个成员手里(如果成员人数多,物件可适当增加)。

(2)教师告诉大家:"我们的探险家(由助教扮演)马上要去探索一个大宝藏,探得宝藏回来后,他会带给大家每人一个礼物。但是,现在我们的探险家没有装备。我说出来,看看你们谁手里有这些装备,先分享出来,等探险家探险回来后,会跟大家分享他带来的好宝贝。"

(3)教师一一说出要求——

要一个水壶,背在肩上;

要两条手帕,放在口袋里;

要一个书包,放在脚边;

要一个电筒,放在书包里;

要三张卫生纸,放在书包侧面的袋子里。

引导学生贡献自己手里的物品,并按指令要求给探险家装备好。

(4)探险家装备好后,去别的教室把学生喜爱的零食和水果放在书包里,然后回原地。

(5)探险家宣布,因为有了大家的帮助和共享,他找到了宝藏,他要和大家分享这些宝藏。把零食和水果从书包里拿出来和大家分享。

4. 游戏难度 ☆☆☆

5. 注意事项

不能强迫学生分享,要引导学生体验分享的快乐。

(九) 分享食物

1. 活动目的

让自闭症儿童学会与其他同学分享自己最喜欢的零食,能使用礼貌用语进行交流。

2. 活动准备

学生各自喜欢的零食和水果,果盘若干个。

3. 活动内容

(1) 教师请每个学生拿出自己的食物,放在桌子上的果盘里。

(2) 教师要求每个学生给大家介绍自己带的食物,例如"我带的是薯片、饼干"等。

(3) 教师依次请学生端着自己的果盘与老师以及其他学生分享,并能够有礼貌地表达:"老师(×××同学),我请你吃××。"被请吃东西的教师以及学生有礼貌地回应:"谢谢。"

(4) 每个学生在分享其他人的零食后,能够对提供零食的学生说一声:"×××,你的零食很好吃。"

4. 游戏难度☆☆☆☆

5. 注意事项

不能强迫学生分享。在学生分享食物之前,要敦促大家洗净手,以预防疾病。

(十) 一起想办法

1. 活动目的

让自闭症儿童学会与其他同学分享自己的想法,学会与他人合作。

2. 活动准备

大型厚纸箱三个,宽胶带一卷,剪刀两把,彩色笔一盒。

3. 活动内容

(1) 教师将准备的东西展示给大家看。

（2）教师告诉大家："我们有这么多好宝贝,大家一起想一想要怎么玩吧。"让大家集思广益思考游戏方法。

（3）学生每说出一种想法,教师就画在或写在黑板上。

（4）最后大家表决要用哪种方法玩,并进行所设计的游戏。

4. 活动变化

准备的材料可以由教师自由变换。

5. 游戏难度☆☆☆☆

6. 注意事项

注意引导学生体验分享的快乐,体验怎样发起团体社交游戏活动。

十二、其他类

对于那些能较好发展自闭症儿童社会交往能力,但又不能很好地被归到前述类别中的团体社交游戏,在此都被归入"其他"类中。这一类的游戏倾向于模拟、假想、表演以及嬉戏等模式。

（一）合作画

1. 活动目的

促进学生参照能力、精细动作能力的发展,培养简单的合作意识。

2. 活动准备

画笔、画纸若干。

3. 活动内容

（1）教师或助教用深色粗笔画单线条图画，其中画些简单直线用浅色粗笔画，让学生用深色粗笔在浅色线条上描摹，合作完成一幅图画。

（2）等学生掌握描摹的方法后，可以将描摹改为临摹，由横线条、竖线条等简单的线条图开始，逐渐增加难度。

4. 活动变化

教师可以只画出一部分，留一小部分给学生画。

5. 游戏难度☆

6. 注意事项

学生用笔要注意安全。

（二）大大米老鼠来了

1. 活动目的

发展自闭症儿童的想象力，提高自闭症儿童与他人的交往能力。

2. 活动准备

可穿戴的大型玩偶服一或两件。

3. 活动过程

（1）教师或助教穿上玩偶服，吸引自闭症学生的注意力。

217

（2）当学生的注意力被成功吸引时，"大玩偶"可与学生进行基本的交流，例如，"我是大大米老鼠，你叫什么名字？""你今年多大？"

（3）当学生可以成功回答"大玩偶"的问题时，旁边的引导者可以引导学生摸摸"大玩偶"，拍拍"大玩偶"的手……

（4）待学生与"大玩偶"较熟悉后，"大玩偶"可以发起一些增强亲密关系的活动，如可以说："我好喜欢你，我可不可以抱抱你？""你长得真漂亮，我能跟你照个相吗？"

（5）引导者可以让大家摆好姿势，给大家照相。

4. 游戏难度 ☆☆☆

5. 注意事项

有些自闭症儿童可能会较害怕大型的、可以动的玩偶，此时可以换成小型的木偶。

（三）会飞吗

1. 活动目的

发展学生的假想能力和动作模仿能力。

2. 活动准备

椅子若干。

3. 活动内容

（1）学生围坐成一个圆圈，教师说出一种动物的名字，大家要立即判断出这种动物是否会飞。

（2）如果会飞（如蝴蝶、蜻蜓、麻雀等），学生应迅速离开自己的座位，跑向圈内，并上下摆动两臂做飞行状。此时，教师说："××飞飞，××飞飞，飞得高高的。"大家就要用力踮起脚尖，尽量向上够着飞。教师说："××飞得低低的。"大家则弯下腰去，做"低姿飞行"。当教师说"飞回自己的家"时，学生要立即停止飞行动作，迅速回到自己座位上。

（3）如果教师说出的动物不会飞，大家就不能站起来，而应坐在原位，摆着手说："××不会飞，××不会飞。"

4. 活动变化

可以将学生高飞低飞扩展到左右前后飞等。

5. 游戏难度 ☆☆☆

6. 注意事项

根据学生情况制定游戏规则，太简单或者太难都会失去游戏的乐趣。

（四）过家家

1. 活动目的

通过假扮游戏，发展自闭症儿童的想象力；帮助自闭症儿童理解关心他人的概念，并增强社会情感。

2. 活动准备

洋娃娃一个，洋娃娃需要使用的小被子、小毛巾、梳子、小碗、小杯子等物件若干。

3. 活动过程

(1) 教师先给学生介绍:"今天来了个洋娃娃,但她太小了,什么都不会,请你帮帮她吧。"

(2) 教师说:"××,你看看,洋娃娃好像困了,要睡觉了,你来帮她盖被子吧。"教师引导学生给洋娃娃盖上被子。

(3) 教师说:"××,你看看,洋娃娃起床了,我们帮她洗脸吧。"教师引导学生拿起"小毛巾"给洋娃娃洗脸。

(4) 重复以上活动方式,给洋娃娃梳头、喝水、吃饭等。

(5) 每做完一个动作教师便立即对学生进行表扬和奖励。

4. 活动变化

也可以让助教扮演洋娃娃的角色。

5. 游戏难度☆☆☆

6. 注意事项

自闭症儿童对"假扮""扮演"的概念难以理解,教师应耐心帮助学生进入情境,并及时给予奖励强化。

(五) 礼盒

1. 活动目的

培养自闭症儿童的耐心和等待的习惯,让自闭症儿童学会关注他人,提高他们的竞争意识。

2. 活动准备

一张圆桌,一个小闹钟,一个表面只标记了1、2、3数字的骰子,若干包装精美的礼盒,若干学生喜欢的强化物。

3. 活动内容

(1) 将学生喜欢的强化物一一放在礼盒里。

(2) 让学生围着圆桌坐下,设置一个时长为三分钟的闹钟,并将闹钟放在圆桌中间。

(3) 计时开始,按照任意方向,让学生依次投掷骰子。

(4) 谁投掷出数字"3",即可得到一个小礼物,但只能放置在该学生面前,不能拆开礼盒。

(5) 当闹铃响起时,游戏结束,有礼物的学生可以将礼盒打开。

4. 活动变化

骰子的数字、闹铃的时间随人数的变化而变化。

5. 游戏难度☆☆☆

6. 注意事项

游戏过程中注意维持秩序。鼓励获胜者将礼盒中的物品与大家分享。

(六) 猜猜我是谁

1. 活动目的

引导自闭症儿童认识自己的优缺点,让自闭症儿童学会关注他人。

2. 活动准备

宽阔场地。

3. 活动内容

（1）学生围坐成半圈,教师面向学生坐在中间。

（2）教师不断地说出某个人的特征,例如,每天穿的衣服都很整洁、经常热心地帮助同学,就是上课时经常下座位,今天穿了一件红色的衣服……看谁最先猜出来教师描述的这个学生。描述的内容先从某人的优缺点开始,当学生猜不出来时,再加入该生的外貌特征等。

（3）最先猜出来的学生获得奖励。

（4）猜出来后,教师再次引导学生总结这个学生的优缺点。

4. 游戏难度 ☆☆☆☆

5. 注意事项

重点在于让学生了解自己和他人的优缺点。

（七）我是歌手

1. 活动目的

发展自闭症儿童假扮和想象的能力,让自闭症儿童学会自我表现。

2. 活动准备

大块泡沫垫若干块,摄像机,大屏幕投影仪或电视机。

3. 活动内容

（1）学生坐成一排,在学生对面用泡沫塑料垫拼成一个小舞台。

（2）教师告诉大家,今天电视台要录节目,节目的名称叫"我是歌手",就是请大家每人上台来唱一首歌,电视台录好节目后会播出来。

（3）请学生——上台表演唱歌,助教在旁边用摄像机录下来。

（4）表演时,教师引导下面做观众的学生,当歌手上台时要给他鼓掌,歌手唱歌时要保持安静。表演结束后歌手要笑着向观众鞠躬表示感谢,同时观众要回报以掌声。

（5）录像都录制完后,可以马上在大屏幕投影仪上或电视机上播放。

4. 活动变化

可以安排当观众的学生适时地上去献花等。

5. 游戏难度☆☆☆☆☆

6. 注意事项

教师要及时评价学生在扮演歌手以及观众这两种角色中的表现。

(八) 我来开汽车

1. 活动目的

发展自闭症儿童的想象力,锻炼自闭症儿童的语言表达能力和参与集体活动的能力。

2. 活动准备

开阔宽敞的室内空间,多把椅子。

3. 活动过程

（1）教师把多把椅子按一条直线摆放,最前面的一把椅子倒转过来反方向摆放。

（2）让一个学生坐在第一把椅子上面,手扶椅背,假装是司机在开车,安排一些学生依次坐在后面扮演乘客,一些学生在站点等车。

（3）教师说:"开车了",司机模仿汽车行驶的"嘀嘀"声,并说:"请大家坐好。"

（4）过一会儿可由教师模仿刹车到站的声音,并引导司机说:"××公园到了,请下车。"

（5）教师组织一拨学生下车,一拨学生上车。

（6）引导司机说:"刚上车的乘客请投币。""车开了,请大家站稳扶好。"

（7）可重复以上的步骤。

4. 活动变化

上车的乘客可投币,可刷卡。

5. 游戏难度☆☆☆☆☆

6. 注意事项

该游戏需参与者具备较高的认知、模仿和语言表达能力,教师可根据学生的实际情况确定参与学生的数量,调整游戏环节。

第七章　团体社交游戏干预后的
记录与评估

在团体社交游戏干预之前，需要对儿童进行一次全面的评估。每次游戏干预活动过程中，需要对儿童的行为表现及特殊事件进行记录。当团体社交游戏干预进行到一定阶段或是完成之后，还需要对儿童的能力水平等进行再一次的评估。

一、在团体社交游戏干预之后进行记录和评估的意义

（一）了解干预是否有效，并明确干预是否继续或进行调整

干预后的记录和评估可以用来监控儿童在各能力领域是否有所进步，以及检查针对该儿童所做的干预是否有效。可以依照评估表上的每一个目标技能来监控儿童的进步情况，有效了解儿童是否已经掌握了该项技能。虽然课程本位的测量有很多限制，但是确实可以为自闭症儿童的社会交往与沟通的复杂性提供可量化的测量。

是否掌握一项技能可以从以下三个方面来评估:一是能否在不经过提示的情况下表现出该项技能;二是能否将该项技能类化到不同的人群;三是能否将技能运用至多种熟悉或陌生的情境中。如果做不到以上三个方面,则代表儿童没有掌握该项技能,应该继续原来的干预目标,但应该调整干预的内容,可以是相同目标但干预内容不同,以防止儿童对重复的训练不再感兴趣而不愿意参与。案例7-1,就是教师在完成干预后评估之后,对干预的目标进行了调整。

【案例 7-1】

5岁大的阿炜在幼儿园里的自由游戏时间里总是漫无目的地在教室里跑来跑去,他在家里可以玩一些简单的单独游戏,但是在学校的游戏时间,他不会自行选择玩具,不能维持注意力,不会跟同伴互动。教师为他制定了相应的目标:第一,能够自己选择玩具或游戏;第二,可以选择自己的玩伴;第三,会把自己不想让同伴碰的玩具放到自己的盒子里。教师选择了沟通板作为辅助材料让他来选择。两块沟通板上贴了相应的玩具的照片和同学的头像。在自由游戏开始时,先安排一些平行游戏,空间、时间都经过安排,一段时间后,他开始有了一些分享和轮流的行为。然而,他还是不会分享自己盒子里的玩具。教师安排同伴用他喜欢的东西来与他交换,渐渐地,他的分享行为越来越多,慢慢可以融入团体活动中,教师按照评估,重新给他制定加入团体活动的目标:第一,能在非结构化的环境中分享和轮流;第二,在团体社交游戏中能安静 20 分钟;第三,能听从团体社交游戏中的口头指令。

(二) 干预后的再评估是制订下一步干预计划的基础

干预后的再评估,可以为教师制订下一步的干预计划提供基础,教师可以根据评估的结果,重新设定各领域的目标。从这个角度来讲,评估只是手段,而不是最终目的,它是教育、康复的起点。因此,评估者不能只把目光停留在评估的结果上,而是应该通过评估,了解教师的教学和儿童的情况,把评估结果及时、正确地应用在对儿童的教育和训练上。评估要同教育、训练结合起来,不断进行反馈和更正,这样才能提高训练的效果,最终实现康复的目标。案例 7-2 展示了教师对儿童进行一段时间的干预后,经过评估发现儿童能完成的目标行为,发展出的新技能,于是为他制订了下一步干预计划的情况。

【案例 7-2】

明明 4 岁,缺乏单独游戏玩耍的技能。他有很多刻板行为,例如,每次要进门或出门时,总是站在门口踩几下脚,出门前总要把每一处的门关好等。他没有社会观察与模仿的技能,不能参与团体活动。教师按照《自闭症儿童社会与沟通技能评量表》的评估结果,对他进行干预。在游戏一项中,列出三个目标:第一,能模仿教师单一玩具的单一玩法;第二,能完成单一玩具单一玩法的游戏;第三,能独自玩十分钟游戏。教师设计了结构化的环境来教导他进行单独游戏。教师在一个特定的区域完成任务,玩具分别放置在三个透明的盒子里,并且用图片来标识。例如,第一个盒子装有蜡笔和涂色本,第二个盒子装有积木,第三个盒子装有简单的拼图玩具。不同的玩具按顺序放在沟通板上,教师教明明选择正确的盒子,打开盒子完成游戏活动,然后将玩具放回盒子里,接着再从选择板上选择另一个活动,等到明明熟练后,可以渐渐地增加活动的数量,并增加独立游戏的时间。经过一段时间干预后,教师再对明明进行评估,发现他完成了三个目标的内容,并能扩展到完成八项玩单一玩具的任务,于是教师再制定新的目标:第一,可以完成单一玩具的两种玩法;第二,能独自玩 20 分钟;第三,完成三种玩具的两种玩法。

(三) 持续评估和记录可以促使干预者进行总结和反思

持续评估和记录,可以监测儿童在干预后发生的变化,可以评估出儿童在干预后出现的改变和进步的行为,进一步开发儿童的潜能。在持续评估中,评估者与被评估者的关系是相互促进的,通过跟踪记录,可以提高干预者的专业水平。案例 7-3,教师在与家长交谈后,反思了自己的干预和训练活动,进而提升了自己的干预能力。

【案例 7-3】

教学日记

团体社交游戏干预一段时间后,我与小董的母亲进行了一次交谈。她跟我说,她观察到小董参加团体活动后可以在谈话时保持一定时间的注意力了,比如:"他谈到一个他感兴趣的事情,他会看着你,能持续一段时间了""他可以就一个主题内容跟你交谈,当然是他感兴趣的内容"。还会与人进行简单的社交互动,比如:"刚才我们出来的时候遇见我的一个同事,我同事就问他:'你到哪里去啊?'我以为他不会回答呢,因为他好像转身就要走,结果他却一边走一边回答,我觉得还比较满意。""但是,我怀疑在游戏时,是不是我的孩子比其他学生能力弱呢? 有好几次我看见他就在自己玩自己的,而你们也没有理他。当然,这是我的感觉啊,可能你们老师有自己的考虑。"小董妈妈提出这个问题后,我进行了反思,我是不是也在潜意识里觉得小董能力弱,而给了其他学生更多的机会呢? 我是不是有时候因为顾不过来就放弃小董,让他自己待着呢? 小董虽然能力弱,但是在有些团体社交游戏中,他的参与性还是蛮强的。看来还是干预方法和游戏设计有不恰当的地方。那么应该采取什么办法来增强他的参与性呢?

二、团体社交游戏干预之后记录的方法和内容

在进行团体社交游戏时,一般而言,教师是比较难进行同步记录的。因此,可以考虑利用科技手段(如采用录像方式)进行现场记录,也可以事后人工补记。这些记录的数据都是后期评估的重要资

料和线索,所以教师应尽量在完成每次游戏之后,都能将一些重要的信息,以及儿童的表现详细记录下来。

将社交游戏以录像的形式记录下来并反复观看,一方面可以发现教师在干预时没有注意到的儿童的行为表现,一方面还可以对儿童的行为表现以数量的形式记录下来,这是教师在干预时无暇完成的。比如,儿童在接受游戏干预时,哭闹了4次,打人2次……在观看录像时都可以清楚地记录下来。具体的行为数量的记录方法有:次数的记录,如:迟到××次;频率的记录,如:每小时××次、每天××次;对行为持续时间的记录,如:"哭、叫",从9点持续到9点20分;刺激信号引发行为所需时间的记录,如听到上课铃声,10分钟后才进教室;同一行为发生多次的时间间隔的记录,如平均每次离座的间隔时间为5分钟;概率形式记录,如错误率为50%;强度的记录,如"尖叫"可以用"分贝"进行记录,"打头"的力度可以按一定的标准分为1~10级,级别越高力度越大等。

以事后补记的方式进行的记录,可以利用各种观察记录清单,如口语模仿记录清单、肢体动作模仿记录清单、单独游戏发展记录清单、社会游戏发展记录清单、团体技能活动记录清单等(详见附录6),记录下每次活动过程儿童完成游戏活动的状况,是能够自己完成还是需要协助,是对成人的模仿还是对同伴的模仿,是只观看还是能够积极地回应等。当然,教师也可以根据需要自行设计这些观察记录的清单,而不必拘泥于文后给出的模板。

除此之外,事后补记还可以记录下特定事件发生的原因、过程、结果,以及干预者自己的心得体会等。其记录的形式不限,但是内容主要包括①谁;②什么;③何时;④何地;⑤如何;⑥为什么;⑦心得体会或其他补记。案例 7-4 是事后补记的案例。

【案例 7-4】

在做课间操时,阿明突然发脾气而打了隔壁班上的小朋友,教师处理后继续开始上课,下课后开始补记如下:2014 年 6 月 4 日,阿明在上午 9 点 55 分,于教学楼大堂做操时,因为不满意边上的小朋友不听教师的话,突然开始用力拍打小朋友的后背,受到教师制止后他情绪激动,教师让其在操场上走了几圈以平复其情绪。可能课间操时广播声音比较大,周围人又比较多,因此引起了他烦躁的情绪,这是本周阿明第五次攻击他人。

还可以记录下与家长以及相关教师的谈话内容,这也是进行效果评估以及设定下一步干预计划的重要依据。表 7-1 是一个记录每次游戏活动后儿童心情状况及原因的记录表。

表 7-1　游戏活动后儿童心情状况记录表

	小曲	小杜	小董	小秦	小李
第 1 次活动	开心	不开心（"因为我们这组没得优胜"）	开心	非常开心	开心
第 2 次活动	开心	开心	一般	开心	开心
第 3 次活动	开心	非常开心	非常开心	非常开心	开心

续表

	小曲	小杜	小董	小秦	小李
第4次活动	非常开心	非常开心	请假	开心	开心
第5次活动	开心	不开心（"因为我们组没得优胜"）	非常开心	非常开心	开心
第6次活动	不开心,今天打针了	开心	开心	开心	在空白的图谱上标明"无所谓"
第7次活动	开心	开心	开心	非常开心	开心
第8次活动	开心	90%非常开心（"不能打满分,因为虽然打败了小李三次,也不能100%开心"）	非常开心	非常开心	在空白的图谱上标明"无所谓"
第9次活动	开心	开心	非常开心	非常开心	开心
第10次活动	开心	非常开心	一般	开心	请假
第11次活动	开心	开心	因病中途离场	开心	请假
第12次活动	开心	非常开心	非常开心	非常开心	开心

三、团体社交游戏干预之后评估的方法和内容

对儿童习得技能的后续评估相当重要,后续评估可以用来判断对儿童设置的目标是否合理,并为接下来的干预做出适当的指引。因此,团体社交游戏干预后续评估的重点在于对干预效果的评估和干预后的起点水平进行评估。另外通过干预,有些评估内容需要根据下一步干预的需要进行选择。比如,如果他的游戏兴趣点发生了变化,可能就需要再次进行兴趣评估;如果他有新的行为问题产生,

可能就需要再次进行功能性行为评估。由于社会交往技能的复杂性,团体社交游戏干预评估需要通过量化评估和质性评估相结合的方式来完成。

(一) 评估的内容

1. 量化评估

量化评估可采用各类量表中列出的内容来进行,还可以通过分析观察、访谈记录表中的数据来进行。量的评估一般评量以下几个方面:一是行为出现的次数或频率,如团体社交游戏中出现主动模仿的次数,被动回应他人的次数等;二是技能所需要的提示程度,如需要肢体辅助才能模仿动作、需要口语提示才能回应他人等;三是时间的长度,如单独游戏或团体社交游戏时注意所持续的时间长度,听到指令后引发行为所需的时间长度等。表 7-2 是一个个案进行 16 次团体社交游戏干预后,社会互动行为出现率的前后对比表。

表 7-2　阿杜社会互动行为独立完成情况前后比较表

	眼神注视	听指令	表达情绪	理解情绪	主动口语、肢体语互动	被动口语、肢体语互动	分享活动	自我控制	平均出现率
第 1 次	60%	60%	0%	20%	40%	50%	20%	0%	31.3%
第 16 次	70%	70%	20%	40%	50%	60%	50%	30%	48.8%

2. 质性评估

社会交往中有一些内在心理活动如参与动机、探索欲望、社会情感等,很难通过量化的方式来评量,这时可以用质性评估的方法来捕捉这些技能在自然情境中的应用,与量化评估一起来呈现儿童的状态。教师可以通过保存儿童的档案来监控儿童的进步情况,档案中包括有意义的作品、对话的录音、团体社交游戏中儿童互动的录像、家庭户外活动的记录,以及与同伴交往情形的记录等,通过这些质性的评估,来描述儿童的状态以及他的进步情况。例如,表7-3就是一个通过访谈儿童家长来调查儿童对游戏干预活动的满意度的例子,这可以作为评价游戏干预是否有效的一个重要指标。

表7-3 儿童对团体活动满意度的家长访谈表

	学生是否喜欢	具体描述
君君妈妈	喜欢	刚开始的时候很兴奋,后来不是那么激动了
东东妈妈	非常喜欢	我(妈妈)说:"今天是最后一次活动",他说:"不,这不是最后一次,是无限的"
西西妈妈	非常喜欢	有的时候稍微累一点、有点疲惫,但非常喜欢
小小妈妈	喜欢	经常问我(妈妈)来不来,问小朋友的情况
丁丁妈妈	喜欢	他回家经常还唠叨,还说着他的那些新朋友
虹虹妈妈	喜欢	我觉得他每次都很想来,特别想

(二)搜集评估资料的方法

无论是量化评估还是质性评估,都需要综合运用到以下几种主要的搜集资料的方法:

1. 访谈

访谈在评估中是一个比较灵活的程序,讨论的焦点可以根据需要进行变动,以广泛搜集信息和资料,所以访谈在行为评估中是很有价值的。访谈主要分为结构式、半结构式和开放式三种形式。在团体社交游戏干预之后与家长、相关人员等进行的访谈中,这三种形式都有可能会用到。开放式的访谈可以用在每次干预活动之前或之后,与家长进行一些非正式的、像日常谈话似的访谈,这可以让教师了解儿童在家中或是在非干预场地中的日常改变,了解家长期望的变化等。结构式和半结构式访谈较开放式访谈而言内容更为详细,具体形式也更为正式,使教师获得关于儿童能力、行为等要素的具体性质的描述。例如,学生到底做了什么,他是怎么说的,以及该行为的持续时间、发生频率、严重性、强度和普遍性等。这三种形式的访谈,教师可以根据需要综合使用。

例如,《自闭症儿童社会与沟通技能评量表》中的每个领域均可用访谈的资料来进行评量,访谈内容一般包括以下几个问题:该项技能是否被观察到过? 是否能类化该技能,也就是说能否在不同的人以及不同的情境之间使用该项技能? 该项技能是否需要成为一个主要的教学目标?

2. 观察

观察是干预后评估最常用的搜集资料的方法。虽然我们把这一部分内容放在干预之后的评估里讲述,但观察并不是干预之后才进行的,而是贯穿于干预的始终。在干预过程中,教师要时刻注意观察儿童的一言一行,并在活动完成之后做好观察记录。当然,在干预时进行观察并不是一件易事,因为这时的观察可能不只是用眼睛看到所发生的事情,更需要能够迅速准确地看出对象和现象的那些典型的但并不很外显的特征和重要细节,这种观察能力是个人通过长期观察活动所形成的,况且教师在干预时的重点是保证活动的有序、正常进行,因此可能会漏掉许多需要观察的细节或是要点。因此,我们提倡在有条件的情况下,进行视频记录,这样教师可以通过后期的观察,详细记录下儿童的细节行为。当然,除了在干预时观察,还可以在干预活动之外观察儿童与家长的互动、儿童与同伴的互动以及儿童独处时候的行为等。观察的对象不仅是儿童,凡是与儿童存在互动的相关人员,都可以成为观察的对象。

3. 直接取样

当完成了访谈与观察后,还有一些技能没有评估到,这时就需要直接跟儿童接触,获取想要的信息。直接取样时,教师要采取一些相应的措施来引导儿童,例如,建设结构化的环境,用玩具或在情境中诱导,以及让儿童与熟悉的人互动进行评估等的策略,以获取信息等。大部分技能可以通过在学校或家中的常规活动来取样评估,但有一些活动需要设计专门的情境来评估,比如说,在团体社交游戏中能否模仿同伴的评估,就需要设定一个专门的环境来进行。在一些评估中,教师需要设计一些自然的活动来诱发出特定的社交行为,有时需要使用一些技巧,如把儿童喜欢的玩具放置在他拿不到的地方,等他来寻求帮助;或是玩一个他喜欢的游戏,突然停下来,看他会不会要求继续玩;或者让同伴给他一个他喜欢的东西,看他的反应等。在评估中要求他熟悉的人加入,可以观察更真实更详细的能力表现,可以克服他对陌生环境所产生的焦虑等情绪,以得到更加翔实的资料。

第八章 团体社交游戏干预案例

一、个案的基本情况

本案例中,6名儿童都经正规医院确诊患有自闭症谱系障碍,其中5名为亚斯伯格症,1名为高功能自闭症。均为男孩。年龄为5至9岁。经过详细的观察和访谈,使用凤华教授编制的《自闭症儿童综合行为检核表》了解和评估6名儿童的社会互动能力现状。其基本情况见表8-1。

表 8-1　基本资料及社会互动情况

成员代号	年龄	社会互动情况访谈和观察结果	社会互动能力评估		
			无反应	协助完成	独立完成
小贾	8岁6个月	社会交往有障碍,不能和小朋友一起玩。有和别人交往的欲望,但是不遵守游戏规则。没有朋友。不会主动跟人嘘寒问暖。对母亲很依恋。父亲内向、安静,和他的互动不多,互动情况较差	1.8%	56.4%	41.8%

续表

成员代号	年龄	社会互动情况访谈和观察结果	社会互动能力评估		
			无反应	协助完成	独立完成
小董	5岁4个月	基本无法跟人互动。不会主动和人打招呼，在提示下有时候会。不会主动跟人嘘寒问暖。在学校，与人交往很被动，喜欢玩自己的，沉迷于自己的世界，不会与同伴分享，别人拿他的东西会反抗、尖叫。对别人的东西不经同意就去拿，对游戏感兴趣时直接闯入。基本不能主动参与别人的游戏。喜欢数学学得好的小朋友。对感兴趣的活动可以给予回应	16.4%	78.1%	5.5%
小毅	8岁1个月	只关注自己感兴趣的事物，对其他人和事不在意，无交流，对别人无法回应。不会跟人嘘寒问暖。有一两个比较要好的同学，会主动和他们交流，但是很难融入其他同学的游戏。别人和他说话或提问他时，他没有眼神交流，经常答非所问。有刻板仪式性行为	52.7%	36.4%	10.9%
小兵	5岁2个月	和家长互动差，容易烦躁。在学校里会跟在别人后面一起跑，但融入有困难。喜欢比自己大的伙伴。能接受小朋友的游戏邀请，但不会玩，经常弄砸游戏。不会主动跟人嘘寒问暖	0.0%	67.3%	32.7%
小丁	5岁11个月	有刻板行为，喜欢玩相同的游戏。有加入伙伴的游戏团体中的欲望，但不知道怎么做，常常在周围徘徊。当愿望不能满足时，就会哭闹。父亲是海员，在家时间少，而且教育方法不当，和孩子关系不亲密，互动情况差。	0.0%	61.5%	38.5%

239

续表

成员代号	年龄	社会互动情况访谈和观察结果	社会互动能力评估		
			无反应	协助完成	独立完成
小伍	9岁9个月	不会主动跟人嘘寒问暖,经提醒会说一些。与同学的互动比较差,几乎融入不了别人的游戏,别人看见他来可能会走开。在游戏中,如果受到挫折就会发脾气,破坏游戏。动作性语言较多,见面就会去抱对方。在家里遇到事情一定要按照他的意思办,否则就大吵大闹	0.0%	70.9%	29.1%

二、社会互动团体社交游戏干预方案

教师根据 6 名儿童的特点,以及普通儿童社会互动的发展历程和社会互动时所需要的"语言/非语言符号""角色扮演""群体互动"等要素,设计了社会互动团体社交游戏。具体方式是,每周进行 2 次儿童团体社交游戏活动,每次持续时间 90 分钟,连续 8 周。

1. 16 次游戏活动主题

（1）自我介绍、认识新朋友、学习打招呼

（2）眼神注视,眼睛看着说话的人

（3）参照指令或动作完成预期的动作

（4）情绪的辨识

（5）情绪的表达与管理Ⅰ

（6）情绪的表达与管理Ⅱ

（7）辨认和使用肢体语言

（8）主动给予赞美

（9）一起玩游戏

（10）主动寻求协助

（11）回应他人的拒绝

（12）接受比赛的输赢

（13）学习合作

（14）学习分享

（15）表达自己的希望，预告团体活动的结束

（16）团体活动历程回顾

2. 每次团体活动过程

每次团体活动都会分为复习活动、游戏活动、总结活动以及颁奖活动四个阶段，活动结束后教师会与家长就此次活动进行简短的交谈。具体内容如下。

（1）复习活动

复习活动一是帮学生巩固上次所学的技能，二是为当次的团体活动做准备，让学生能有一个缓冲的时间进入状态。为了增强学生的集体荣誉感，以及加强合作、分享和互动，复习活动结束后，教师会将学生分成两个小组，并选出各小组的组长。

（2）游戏活动

游戏活动是每次团体的主要活动，在这个阶段，学生通过肢体动作、口语，以及在游戏中产生的情绪反应与响应产生人际互动，此阶段为团体成员互动的高峰时间。活动的重点在于，学生在理解语言和非语言符号意义的基础上，将自己置于他人角色的位置，利用符号了解他人的感受和想法，并通过运用恰当的符号，扮演相应的角色与他人互动。在此过程中，教师还会随时利用代币来强化正向行为、削弱不良行为。代币就是小贴纸，直接贴在属于学生的海报上，这样大家都可以看见，一方面可以提升学生的成就感以及自信心，另一方面也可以成为其他学生的榜样。

（3）总结活动

游戏活动结束后，团体领导者会总结此次活动的主题以及所做的活动，用以加深学生对活动及技能的理解和记忆。

（4）颁奖活动

总结活动完成后，大家会选取获得小贴纸最多的人来做当次活动的颁奖人。当然，所有的人都会有奖品（一些小玩具和小文具），但是上前领奖时，要说出这一次活动颁奖人有哪些做得很棒的地方，用意是鼓励儿童去注意团体成员的正向行为，并练习去肯定和赞美他人。同时，还要将两组成员的贴画分别加起来，数量多的那一组就是当次活动的优胜组，其小组长可以得到一面小红旗。

3. 团体社交游戏干预参与人员

团体社交游戏干预活动的参与者，除了 6 名儿童之外，还有一名团体领导者,一名领导助理,以及 4 名大学生志愿者作为团体助理。领导者的任务是维系团体社交游戏的正常进行,引发成员间正向的互动,做示范,创造机会让学生开展练习等。领导助理的任务是协助领导者在团体社交游戏中开展活动。4 名大学生团体助理的角色是"大朋友",他们起到"模范带头"的作用,能暗示、协助团体成员催化互动的气氛,创造机会让学生有机会练习等,不是以"教师"而是以一个"朋友"的身份来陪伴游戏。

三、团体社交游戏干预的过程

(一) 开始阶段——安全、接纳氛围的营造

1. 活动目的

开始阶段主要是为了协助团员相互认识,让成员了解这个团队的性质以及团体的规范,激发儿童对他人产生兴趣,引导儿童参与团体活动,增进团员的信任感和安全感。所以,第一次活动的主题就是自我介绍、认识新朋友、学习打招呼。

2. 活动内容

> ① 填画胸卡
> 给自己挑选一个昵称,即挑选一个最喜欢别人称呼自己的名字,并填写在胸卡上。

② 找朋友

先站到对方跟前,与对方击一下掌,然后说:"嗨,你好,我叫×××。"对方也进行相同的回应。

③ 喜羊羊打灰太狼游戏

所有成员围圈就座,领导者喊出一名学生的昵称,被叫者左右两侧的学生要马上站起来,否则由被叫者拿着充气的喜羊羊玩具给予"当头一棒"。之后,三个人之间又相互介绍:"你好,我叫×××。"重复游戏,直到大家熟悉彼此的名字。

④ 穿插手指操游戏

开始大家按照领导者报的数字做出相应的手势,然后大家自己选出领头人带领大家做这个游戏,选领头人时大家要大声喊出这个人的名字。

⑤ 团体交流

所有成员向大家介绍自己为什么取这个名字。

⑥ 总结今天的活动,再次进行强化。

3. 具体方法与策略

第一次的活动主要是给大家营造一个安全、接纳的氛围,所以没有做任何批评,儿童即使出现不当行为也只是使用语言提示或者肢体动作提醒他回到团体活动中来。对良好的行为要进行积极的强化。比如:

有些儿童画好自己的胸牌以后,就开始跑来跑去看别人的胸牌,领导者提示大家坐好时,基本上没有人听,这时候,领导者没有高声叫喊,而是开始有节奏地鼓掌,以吸引大家的注意力,领导助理和团体助理立马跟随领导者的节奏进行鼓掌,大家的注意力马上又重新回到领导者身上。于是领导者又开始变换节奏，大家也随着改变节奏，在这个时候，领导者立即对大家进行强化——"你们都好棒哦，我一拍手大家都注意到了，而且我一变节奏你们都听见啦!"

在活动过程中，教师会反复强化今天的活动主题，并让儿童不断地进行实践和练习。当儿童正确表达时，大家就立即给予掌声鼓励。

(二)过渡阶段——简单符号的识别使用

这一阶段主要是协助儿童接纳团体、开放自我、提升团体的动力和凝聚力，活动的内容是学习简单符号，如眼神、语言等的识别和使用，重点在于让他们在轻松愉快的氛围中熟悉团体活动的方式、氛围以及要求等。

眼神、语言等简单符号的互动也为后一阶段的游戏活动做了铺垫。

1. 眼神注视，眼睛看着说话的人

(1)活动目的

眼神是社会交往中最基本的、也是最简单的符号，但是自闭症谱系障碍儿童在社会互动中却极其缺乏对眼神的注视。第二次的游戏活动，以眼神注视为主题展开，一方面可以让儿童通过游戏练习这项技能，一方面也让他们再次熟悉其他的成员，让儿童通过游戏熟悉团体氛围以及团体规则。

（2）活动内容

① 复习

将学生分为两队相向而坐，领导者提出问题——"你们上次交的朋友都认识了吗？有没有不认识的呀？如果有不认识的你可以走到他跟前问问他，但是会有新的要求，要使用'请问……'而且问问题的时候，眼睛要看着对方"。在领导助理和团体助理做出示范之后，每一组选出代表来，寻找他不认识对方组里的那位成员。

② 大风吹呀吹，我的眼睛在找谁

大家围成一圈站立，选一个发令官，带领大家唱"大风吹呀吹，我的眼睛在找谁"，而且还要双手举起来左右摇动做刮风的动作。一唱完，发令官的眼睛就要看着一个人（这个人是表现最好的那个），如果被看的人说对了，就由他来做发令官。

要求：发令官用眼睛看，不许说话，不许用手指。

③ 我的眼睛会寻宝

A. 领导者先当藏宝人，让一个学生在宝盒中选一个他喜欢的宝贝，然后让学生转过身去背对领导者，领导者把宝贝藏在两个盒子中间的一个里面。

B. 当学生转过身来以后，要问："请问宝贝在哪里？"藏宝人就说："宝贝在……"同时用眼神看向宝贝藏起来的那个盒子。

C. 学生如果猜对了就当藏宝人，由他再来选一个寻宝人（表现最好的人），并问他为什么要选这个人当藏宝人。如果说错了，大家就要轻轻地拍一下他。

D. 循环游戏。

④ 穿插运动类的游戏——波波舞

两人各拿着绳子的一端，把绳子拉直，使绳子与肩膀同高，并同方向行走。当绳子横扫过时，让绳子从场中其他人身体上面通过（所有人可以弯腰，可以蹲下躲过绳子），身体碰到绳子就算输了，要被轻轻拍一下。

⑤ 分组寻宝

分成两组,复习游戏"我的眼睛会寻宝"。每组选出两个人进行比赛,看哪一组的成员找得快。

⑥ 总结和颁奖

发奖品时,所有人的眼睛要看着颁奖的老师,领取奖品以后要说谢谢。

（3）具体方法与策略

教师采取分组的方式组织活动。在活动正式开始前,将团体成员分为两组,并宣布规则,两组成员进行比赛。在活动结束后,谁表现最优秀,就被选为今天的颁奖人,以这种形式来限制儿童的问题行为。从这次活动开始,教师在每次活动开始前,都会复习上一次的主题。

这次活动中,对于眼神、表情、行为等非语言符号的学习,教师都以语言符号为中介,来阐述并引导儿童去理解这些非语言符号所代表的含义。教师在团体活动中会经常用语言描述学生的行为,或者提出问题,引导学生去体会和观察这些行为符号的意义。

在这次活动中,当学生表现出良好行为时,教师就立即给予表扬,并且将他的良好行为描述出来,比如:

当小伍不记得小贾的名字而去问他时,他会紧紧跟随小贾的目光,教师就立即表扬他:"我们这一组的小伍真的很棒,当小贾的眼睛看着别的地方的时候,他会动动脑袋去追着小贾的眼睛看呢。"

教师还会积极引导儿童关注他人的行为。比如:

在玩"大风吹呀吹,我的眼睛在找谁"游戏时,当歌一唱完,发令官的眼睛要看着表现最好的那个人,这就要求他们关注所有儿童的行为,还要选出表现最好的。当被看的那个人说对了,还要问发令官"你为什么看着他呀?"以此来强调对他人的观察。

除此以外,教师还以提问或者重复的形式强调本次活动的技能。比如:

在玩"我的眼睛会寻宝"游戏时,当领导者和助理领导者做完示范以后,就问大家:"那个寻宝人为什么会找到宝藏呀?"有学生回答,因为"那个藏宝人的眼睛看了一下",领导者马上接着说:"所以,要找到宝藏在哪里,就一定要仔细地看藏宝人的眼睛哦,看看他的眼睛在看什么地方。"

2. 参照指令或动作完成预期的动作

(1) 活动目的

他人的指令或动作,在社会互动中是非常重要的线索。这次活动主要是想让儿童能够参照他人的指示完成预期的动作,并能按照他人的动作来调节自己的动作。

（2）活动内容

① 复习眼睛的重要性和眼神的注视

大家围站成一圈,领导者先站在圆圈中间,边问:"我的眼睛在看谁?"边将眼睛看向表现最好的人。被看到的那个人就要到领导者手里的纸盒里抽一个写了问题的纸条,由领导者来回答。当大家熟悉游戏程序以后,就变换游戏的中心人物。

② 三条小鱼

A. 动作模仿

手指操:

一条小鱼水里游,孤孤单单在发愁;

两条小鱼水里游,摇摇尾巴点点头;

三条小鱼水里游,我们都是好朋友。

B. 听指令做动作,看动作做动作

领导者说一条小鱼,学生做出"孤孤单单在发愁"的动作。

领导者说两条小鱼,学生做出"摇摇尾巴点点头"的动作。

领导者说三条小鱼,学生做出"我们都是好朋友"的动作。

当学生熟悉游戏规则以后,领导者随机说出或用手指做出几条小鱼游动的动作,学生接下半句并做出动作。

然后每组选出两个人,一个人说上半句,另一个人说下半句并做出动作。

③ 万里长城

大家围站成一圈,全体向右转,双手搭住前面人的双肩(或者拉着前面人的衣服),要求所有人注意听口令,比如1——2——1,1——2——1,1——2——坐/跳/跑/停。听到后需按口令做出正确的动作。

④ 警察抓小偷

A. 先让大家随机找朋友,朋友与朋友相对而坐。

B. 其中一个人扮演警察,手掌撑开,掌心朝下。对面的人就把食指放在警察的手掌心下。一起念唱歌谣"警察抓小偷"！当唱到最后一个字的时候,警察把手用力一抓,小偷就要在被抓住前把食指收回,如果动作慢就会被抓到,交换角色继续游戏。

⑤ 穿插动作游戏——抢椅子

先在场地中间放两把椅子,三个人抢两个椅子。音乐响起,三个人围着椅子转,音乐停时,开始抢椅子坐下来。抢完后,增加一把椅子,另外再选两个人上场。依此类推。

要求:不能推人,不能打人,只能用屁股去抢椅子。

⑥ 总结和颁奖

发奖品时,所有人的眼睛要看着颁奖的老师,领取奖品以后要说谢谢。

（3）具体方法与策略

这次活动为帮助大家记忆指令或者动作,领导者会用问题的形式将重点提出来,比如:

在"三条小鱼"的动作模仿中,当领导者做完一遍示范以后,会立刻问"呀,几条鱼呀?""当一条鱼的时候会怎么样呀?""他为什么会孤单呀?""两条的时候呢?""哦,两条小鱼的时候就像我们上一次找朋友一样,找到朋友要摇摇尾巴点点头"等。

（三）工作阶段——在角色互动中练习使用较复杂的符号

这一阶段要让儿童学习和运用一些比较复杂的社交符号,比如,情绪、肢体语言、规则等。主要的方法是让儿童在各种场景,包括模拟的和真实的场景中,以游戏的方式练习扮演各种角色,与不同的角色进行互动,从而学会在不同的情境中识别和使用不同的符号。

　　这一阶段的团体社交游戏活动分为两部分：前一部分活动的开展重在模拟场景中的符号互动，后一部分活动的开展重在真实场景中的符号互动。模拟场景就是假设一个儿童日常生活常见的场景，比如，"妈妈今天生病了"。真实场景就是游戏时真正发生的场景，比如，两个小组的人合作搭高塔。模拟场景比较倾向于让儿童理解社交技能，重在认知；而真实场景则比较倾向于在真实的情境中练习使用社交技能，重在实践。当然，这种区别也不是绝对的，在每次的活动中可能两种场景都会有，只是重点不同而已。

　　1. 在模拟场景中进行符号互动

　　(1) 情绪的辨识

　　①活动目的

　　表情、情绪等是社会活动中非常重要的符号。表情和情绪符号辨识、表达困难也是自闭症谱系障碍儿童的一个显著障碍。所以，此处设计了三次团体活动都重点训练儿童辨识最基本的表情和情绪。

　　②活动内容

第一，复习动作模仿

　　复习上次课的歌谣"三条小鱼"，领导者带领大家一起边唱边做动作。然后领导者不说话，随机用动作显示出一/二/三，要求大家看到以后马上做出动作并说出歌谣的下半句。

第二，辨识他人的情绪

领导者展示情绪图谱，并表演给团体学生看，讲解各种表情所代表的情绪。

"我有这种表情，因为我觉得很高兴。"

"我有这种表情，因为我觉得很难过。"

"我有这种表情，因为我觉得很生气。"

"我有这种表情，因为我觉得很害怕。"

和团体学生讨论是根据哪些脸部特征来辨识这些表情的，如：嘴巴有无上扬、是否皱起眉头。

然后随机呈现图谱，请团体学生辨认是何种表情。

领导者表演各种表情，请团体学生辨认脸部表情。

第三，辨识和讨论在不同的情境下会出现什么表情，出示情境卡。

小朋友住院了，他的家人很难过。

你什么时候会难过呢？

小朋友和邻居打架，他的爸爸妈妈很生气。

你什么时候会生气呢？

小朋友明天要去动物园，他很高兴。

你什么时候会高兴呢？

小朋友晚上一个人待在家里，他很害怕。

你什么时候会害怕呢？

第四，画表情图

领导者事先准备若干表情照片，随机邀请一个团体学生，请他到领导者面前的盒子里抽一张图片，然后让他辨识这是什么表情，如果他能回答出来，就请他先表演一下，然后奖励他在一张空白的脸谱上画出这个表情，画完以后作为作品贴在墙上展览。

第五,寻找表情图片

领导者面前有两套显示高兴、难过、生气、害怕等情绪的照片,随机摆放。两组各选出一名学生与领导者相对而坐,领导者随机拿出一张情境图片,并发问:"老师今天夸我上课表现好,我感觉很……?"要求两名学生迅速找到相应的表情照片,看谁找得最快。

情境图片的内容如下:

收到生日礼物,我很……

老师今天夸我上课表现好,我很……

和家里人一起去公园烧烤,我很……

我最喜欢的小汽车摔坏了,我很……

我考试成绩不好,我很……

外面正在打雷闪电,我很……

看见一个很大的黑蜘蛛,我很……

小朋友把我的新玩具抢走了,我很……

我的雨伞被人偷了,我很……

第六,总结和颁奖

领取奖品时,每个人都要说一说自己今天什么地方做得好。

③具体方法与策略

这次活动的重点在于让儿童了解各种表情符号的不同脸部特征,以及这些符号所代表的意义,比如,在呈现有高兴表情的图片时,教师会引导儿童观察高兴时嘴和眼的特征,然后大家讨论、总结出高兴的脸部特征。教师应先呈现真实人物图片,然后在总结完表情的特征后再呈现将这些特征简单勾画的卡通图片,以便于他们日后能用这种符号形式表达自己的感情。除此之外,教师还应利用图片来呈现各种场景(如图 8-1),让儿童在这些场景中进入一种角色状态,让他们扮演不同的角色来体验和辨识自己的各种不同情绪。比如,"老师今天夸我上课表现好,我很……""小朋友把我的新玩具抢走了,我很……""和家里人一起去公园烧烤,我很……"在这些场景下,让儿童说出当时的感觉,让儿童在角色扮演中学习辨识互动符号了。

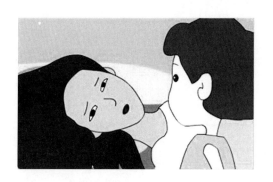

图 8-1　妈妈生病了的场景图

对于儿童的一些错误想法,教师不应直接加以批评,而应当为以另外一种方式来启发他采取正确的行为方式,比如下文的例子。

在"寻找表情图片"的游戏中,两组比赛的得分是一样的,领导者就宣布大家都可以来选一个自己喜欢的贴画。大家马上就要一拥而上,领导者助理赶紧问:"我们应该让谁先选呢? 是让年龄大的先选呢,还是让年龄小的先选呢?"小伍说:"让年龄小的先选。"领导者又问小毅:"小毅,你说谁先选呢?"小毅说:"我先。"领导者问:"为什么呢?"小毅说:"因为我就喜欢那个贴画。"领导者说:"你喜欢那个贴画,而且因为你今天做得快,对不对?"接着问小贾:"你觉得谁先选呢?"小贾说:"我先。"领导者说:"哦,那你们觉得都是自己先选,都不错,可是我们的小伍说让最小的小朋友先选,他觉得大朋友要照顾小朋友,那你们觉得呢?"大家纷纷同意让年龄小的先选了。于是领导者决定小伍还可以再多挑一个贴画,以强化他的正确观点和行为,同时也给大家起到示范和表率的作用。这个示范和表率作用马上见效了——最后颁奖老师颁奖的时候,他想先颁给小丁,但是小丁说:"我不愿意,我想先让给小兵(他最小)!"大家都为他欢呼。

从这一次活动开始,教师要求每个人在去颁奖老师那里领取奖品时,都要说一说自己今天什么地方做得好。一方面以此来鼓励儿童关注团体里的每个成员,学会对人的行为进行仔细的观察,另一方面也可以再次强化颁奖人的良好行为。

(2)情绪的表达与管理 I

①活动目的

当对情绪的识别有了一定基础之后,教师开始让儿童学习情绪的表达和管理。因为这一部分内容对他们来说比较重要,也是家长们反映情况比较多的,所以教师设计了两次活动。活动内容主要是让儿童学会表达和管理在家里的情绪。

②活动内容

第一,复习四种基本情绪

a. 提问

当我觉得高兴时,我的表情是……

当我觉得难过时,我的表情是……

当我觉得生气时,我的表情是……

当我觉得害怕时,我的表情是……

b. 出示情境图片,请儿童回答并表演,在这种情境下,会有什么情绪。

第二,图画连线 I

当我高兴、生气、难过、害怕的时候可以说出来,也可以用图画来表示。

事先准备一份连线图,由 4 个情境图(在家里发生的)和 6 个表情图组成(详见图 8-2),给每一个成员发一份,要求他们将每种情境下的情绪与表情图联系起来。

4 个情境图是:

当我放学回家的时候,我觉得……

当朋友来我家的时候,我觉得……

当家里有争吵的时候,我觉得……

家里有人生病了,我觉得……

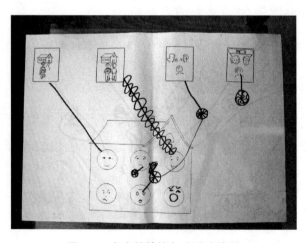

图 8-2 在家的情境与感受连线图

6个表情图是:高兴、难过、非常高兴、生气、害怕、空白图。

大家画好以后,领导者会分别拿出来分享,并提问:"你为什么觉得很开心/难过……?"以此来引导儿童认识自己、表达并管理自己的情绪。

第三,穿插活动类游戏——儿童歌舞《三只小熊》。

领导者带领大家跳简单的舞蹈《三只小熊》。

有三只小熊住在一起

熊爸爸、熊妈妈、熊宝宝,

熊爸爸呀胖胖的,

熊妈妈呀非常苗条,

熊宝宝非常可爱。

第四,图画连线Ⅱ

形式与第二部分一样,四个情境(与父母互动,详见图 8-3)分别是:

当我不听爸爸妈妈话的时候,我觉得……

当爸爸妈妈夸奖我的时候,我觉得……

当妈妈生病的时候,我觉得……

当爸爸妈妈对我发脾气的时候,我觉得……

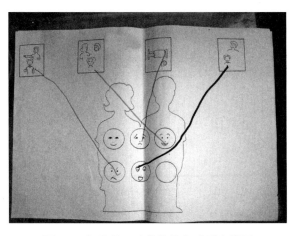

图 8-3 与父母互动的情境和感受连线图

第五,总结和颁奖

领取奖品时,每个人都要说一说自己今天什么地方做得好。

第六,勾画出今天的心情图

③具体方法与策略

这一次活动教师主要模拟了在家里发生的各种场景,引导儿童将在家里的各种感受表达出来,让他们知道自己此时是一种什么样的感受,并提供相应的应对的方法。这种场景模拟以图片的形式表现出来,并在图片下方配以若干表情图,让儿童将自己当时的感受画出来,完成以后与大家分享,并一起讨论应对这种情形的方法。当然,这个应对的方法比较简单高效,使儿童能够快速地掌握表达和管理情绪的技巧。比如:

在图画连线游戏中,小伍把"爸爸妈妈吵架"的场景和伤心、害怕连起来,领导者就问他:"为什么你觉得伤心害怕呢?"他就说:"因为他们吵架,他们会拿我当出气筒。"领导者马上同理他的感受:"哦,爸爸、妈妈吵架的时候,我又没有惹他们,他们反而会骂我,让我觉得很伤心还很害怕。那其他的小朋友能不能帮他想个办法,这个时候他可以怎么办?"大家就七嘴八舌地开始讨论了。最后大家认为,这时候小伍应该把这种感受说出来,让爸爸妈妈知道他很害怕。

所以,这次活动的重点是告诉儿童当他高兴、难过、害怕、生气的时候,可以"说出来"。当每一个儿童表达出自己在家的感受的时候,教师都要进行强化,"你可以告诉爸爸、妈妈,你可以说出来"。这样一方面可以让儿童认识自己的情绪,另一方面这本身就已经是一种简单的情绪宣泄和管理了。

既然儿童学会了用图画表达自己的情绪和感受,所以从这一次活动开始,每次活动结束以后,都会请每一个儿童在表情图谱(见图8-4)上勾画出这次活动的心情。一方面可以让他们马上使用已经学到的符号进行自我表达,另一方面也可以让教师掌握他们在每次活动时的真实感受。

另外,从这次活动开始教师使用了代币制来强化学生的良好行为,即画一大张表格(见图 8-5)贴在墙上,每个人名字后面有 14 个空格,如果学生出现良好行为,就立即在他的名字后面贴上一个小贴画。活动最后会根据小组得分的多少选出优胜组,并在那一组小组长的名字上画上小红旗。得贴画最多的人还可以成为当天的颁奖人。

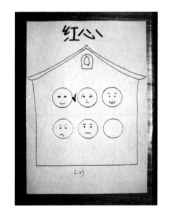

图 8-4　活动后表情图谱

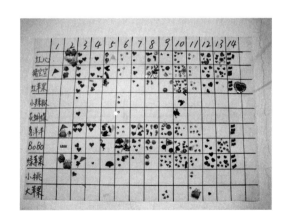

图 8-5　代币表格

259

（3）情绪的表达与管理Ⅱ

①活动目的

这一次活动的主题还是情绪的表达和管理，主要是针对在学校的情绪进行表达和管理。

②活动内容

第一，复习情绪的表达和管理

当我高兴、生气、难过、害怕的时候可以用图画来表示，还可以大声说出来。

第二，图画连线Ⅲ

事先准备一份连线图，由四个情境图（在学校里发生的）和六个表情图组成（详见图8-6），给每一个学生发一份，要求他们将每种情境下的情绪与表情图联系起来。

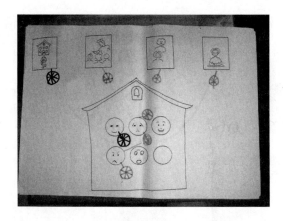

图8-6 在学校的情境与感受连线图

四个情境图是：

当我去上学的时候，我觉得……

当老师对我不公平的时候，我觉得……

当老师对我发脾气的时候，我觉得……

当我不会写作业的时候,我觉得……

六个表情图是:高兴、难过、非常高兴、生气、害怕、空白图。

第三,击鼓传花

大家围成一圈,鼓声响起,大家就按照顺时针方向传递小球,鼓声停止,谁拿到球,谁就站起来跟大家分享他今天在学校的心情。大家都分享完了以后,球再传到谁手里,他就可以站起来跟大家分享他在学校里最不喜欢的事情是什么。

第四,演电影

领导助理做大演员,分别请学生做小演员、摄影师和观众。领导助理会将学生常见情境表演出来,学生上去表演自己真实的反应。电影情节如下:

妈妈(领导助理饰)下班回家了,明明(学生饰)跑到妈妈跟前……

小宇(领导助理饰)在路上遇到自己的好朋友明明,他很高兴,马上跑过去撞了明明一下,还使劲把他抱起来晃来晃去……

小宇端了一个盘子,里面有很多好吃的,正津津有味地吃着。明明看见了,小宇马上把东西藏在身后……

一个老奶奶(领导助理饰)在小区的健身器上健身,明明也想玩那个健身器……

每一段电影表演完以后,领导者带领大家讨论刚才的表演,引导他们了解表演双方在情境中的体验和感受,并引导他们进行正确的互动。

第五,总结和颁奖

领取奖品时,每个人都要说一说颁奖人(当天获得小贴画最多的人)今天什么地方做得好。

第六,勾画出今天的心情图

③具体方法与策略

这次的活动除了继续表达在学校的感受以外,还再现了学生日常所见场景。领导者除了饰演学生平常见到的人物以外,还会表演某些学生自身的行为。只是这些学生平时并没有意识到这些行为有什么不妥。当领导者把他们平时的行为表演出来，并用这些行为与他们互动时，他们才能看见和感受到这些行为的不当之处。这种方式对学生的影响还是比较大的。例如：

小伍平时见到小兵，非常喜欢把他使劲抱住甩来甩去，其实他非常喜欢小兵，但是这种表达方式是不恰当的。在今天演电影的活动中，领导助理就将他的这些行为表演出来了：一看见他就跑去撞他一下，然后使劲抱住他甩来甩去。当时领导助理放下小伍时，他就懵了，呆看着领导助理不说话，往后退。这时，领导者就在一边引导大家讨论，看到领导助理演的这个角色，大家心情是怎样的，想干什么。然后领导者告诉大家，遇到好朋友，正确表达内心高兴心情的方式应该是怎么样的，再让领导助理和小伍按照正确的方式演了一遍。这时小伍的表情就缓和了很多。

（4）辨认和使用肢体语言

①活动目的

自闭症谱系障碍儿童对肢体语言符号的辨识以及应用能力是比较差的，这次活动以肢体语言为中心展开，当然，这些肢体语言都比较简单，重点是让儿童建立起理解和使用肢体语言的基本观念。

②活动内容

第一,复习情绪的表达和管理

表达自己的情绪和感受的时候可以把它说出来。

第二,辨识简单肢体语言

领导者先出示图片和示范动作,教导学生辨识他人的简单肢体语言。

a. 点头:表示肯定、赞赏、同意。

b. 摇头:表示不可以、不知道。

c. 摆手:表示不可以。

d. 伸开双臂去拥抱:表示欢迎老朋友、亲人。

e. 鼓掌、"V"字形手势:胜利。

f. 用手托着腮:思考问题。

g. 手臂侧伸,手掌向上:欢迎光临,请进来。

h. 食指竖在嘴巴前:表示不要讲话。

先讲解、表演,然后请学生表演。每组再选出一个人来进行比赛,看谁表演得最快最好。

第三,猜将军

a. 学生围成一圈,面向圆心坐下,然后选出一人离开场地。

b. 学生选出其中一人做将军,他负责带领学生做各项动作,如鼓掌等,学生就要正确地跟从将军的动作,若将军转换动作,所有学生也要跟着他转换动作。

c. 离开场地的人回来,站在圈中间,做出"思考"的肢体语言,凭着观察学生的动作和表情来猜测谁是将军。

如果没有猜对,其他的人就要摇头。

如果猜出来谁是将军,大家就鼓掌或者打"V"字形手势欢呼,那个猜的人也要做出胜利的肢体语言,然后还要用肢体语言"请"那个将军来当下一轮猜将军的人。

第四,穿插手指游戏——枪打鸟

歌谣:枪打一只鸟,枪打两只鸟,枪打三只鸟……

左手做"八"的手势动作,代表枪,右手要做"一"的动作代表一只鸟,然后左右手交换,枪的动作不变,鸟要变成两只、三只……

第五,我来问你来答——只能用动作来回答,不能用语言

你今天是坐车来的吗?

今天谁戴了眼镜呀?

今天我们这一组得了第一,我听到这个消息,马上做了一个动作……

你今天晚上吃的面条吗?

今天我碰到一个很难的题目,我一直在想……

小丁今天去我家玩了,我一打开门,很高兴,就做了一个动作……

今天在上学的路上,我看见远处走来了我的好朋友,我又做了一个动作……

放学的时候,我看见妈妈来学校接我了,我就……

3+5等于多少?

熟练游戏规则以后,让学生自己想一个问题,然后大家用动作来回答。

第六,总结和颁奖

领取奖品时,每个人都要说一说颁奖人(当天获得小贴画最多的人)今天什么地方做得好。

第七,勾画出今天的心情图

③具体方法与策略

这次的活动同样也给学生设置了很多情境,让他们来判断和表演在特定的情境中需要用什么样的肢体语言,之后在玩"猜将军"的游戏时,领导者马上带领大家将这些肢体语言运用起来,比如,大家选将军的时候不许说话,于是就把食指竖在嘴巴前;有人很快猜出来了,大家就举出"V"字形手势,并且欢呼等。

264

（5）主动给予赞美

①活动目的

在人际交往中,赞美是非常重要的交往符号。自闭症谱系障碍儿童在交往中说话比较直接,不会拐弯,所以学着说说赞美的话,对他们改善人际关系有很大作用。

②活动内容

第一,复习肢体语言

点头、摇头、摆手、伸开双臂去拥抱、胜利欢呼、用手托着腮、手臂侧伸,手掌向上、食指竖在嘴巴前。

第二,导引

我们都喜欢被爸爸、妈妈、老师夸奖,那么我们也应该经常去赞美别人,这样别人也会觉得很开心。引导大家一起讨论,要夸奖别人的时候,我们可以怎么做呢?

在赞美别人的时候,可以说:你真聪明,你真努力,你今天看上去真漂亮,你好厉害……还可以用动作:竖起大拇指、鼓掌、向他微笑、拍拍他的肩膀……

第三,我也会说赞美的话

用图片出示6种情境,然后让大家分别来说赞美的话,最后看看谁的赞美话说得最好。

a. ××今天换了一个新书包,我可以对他说:"××,你的书包……"

b. 妈妈今天换了一个新发型,我可以对她说:"妈妈,你……"

c. ××今天带了一个刚买的奥特曼玩具来学校,我可以对他说:"××,你的奥特曼……"

d. 一道数学题很难,大家都解不出来,想了很久以后,××想出来了,我可以跟他说:"××,你……"

---

e. ××是班上写字写得最好的,我可以跟他说:"××,你的字……"

f. 爸爸上了一天班,非常累了,但是回家以后还是陪我玩,我可以跟爸爸说:"爸爸,你……"

第四,将军鼓

大家围坐成一个圈,当选将军的人可以得到一个大鼓,其他的人也有一个小鼓,将军坐在中间,他带领大家敲鼓,他敲得快,大家就快敲,他敲得慢,大家就慢敲,他敲得重,大家就重敲,他敲得轻,大家就轻敲。变换五次节奏以后,就重新选将军。在敲的过程中,将军要仔细观察每个人的表现,敲完以后选出他认为做得最好的一个,对他说一句赞美的话,然后就将将军鼓交给这个成员。

第五,为花蝴蝶送上生日祝福

活动当天花蝴蝶(团体助理)过生日,大家为花蝴蝶准备了一个生日蛋糕,然后在游戏室内开了一个小型的生日宴会。唱生日歌、吹蜡烛、切蛋糕……要求每一个学生要为花蝴蝶说一句赞美的话,然后送上生日祝福。

第六,总结和颁奖

领取奖品时,每个人都要说一说颁奖人(当天获得小贴画最多的人)今天什么地方做得好。

第七,勾画出今天的心情图

③具体方法与策略

这次活动的主题是赞美的话,与前一次的活动一样,先让大家在模拟的场景里进行练习,比如,出示一张妈妈换了新发型的图片,请学生就这个情境说一句赞美的话。然后过渡到真实的场景,比如,玩将军鼓的游戏,要求将军在选出候选将军后,说出为什么选他,也就是要说出这个候选将军在这次活动中的良好表现。生日祝福也是真实发生的场景。这样,活动进行到这里就逐渐在从模拟情境往真实情境过渡。

活动进行到这里已经是第八次了,教师会抓住生活中一些真实的事件,来让学生复习和巩固前几次活动的内容,比如:

这次的活动,小董因为病得厉害,请假了。所以,在活动开始前,借这个事件,引导学生复习上几次课的内容——"小董今天生病了,听到这个消息,你想说什么"?

2. 在真实场景中进行符号互动

从第九次游戏活动开始,教师的重点就逐渐从模拟情境向真实情境倾斜,让学生有机会将习得的新知识、新技能在真实的环境下,通过真实的角色进行综合演练。

(1)一起玩游戏

①活动目的

这次活动主要围绕怎样参与别人的游戏、邀请别人参加游戏来进行。自闭症谱系障碍儿童在如何加入同伴的游戏这一方面是存在较大困难的,这也是他们在社会交往中遭到排斥的一个很重要的原因。在活动中,教师会设置真实的小游戏场景,让学生以他们真实的角色练习如何加入游戏。

②活动内容

第一,复习主动赞美

让大家相互寻找彼此的新变化,然后练习说赞美的话。

第二,导引——有新同学来了!

复习活动完成以后,跟大家预报,今天班上要来一名新同学,他叫晓峰(一位新的志愿者)。然后让大家说一说打算怎么跟新同学打招呼。之后,新同学进来,他向大家做自我介绍:"大家好,我叫晓峰,刚才我看见你们在玩游戏,我好想跟你们玩哦,我要怎样才能加入你们的游戏呢?"

领导者问大家:"哦,这位新同学想参加我们的游戏,但是他不知道该怎么办才能参加进来,大家帮他想想办法好不好,他要怎样才能跟我们大家一起玩呢?"

领导者引导大家一起讨论(见图 8-7),然后帮助学生得出结论:

a. 先观察,了解别人的游戏规则。

b. 然后跟别人商量:"我可以跟你们一起玩吗?"

c. 加入游戏后要遵守游戏规则。

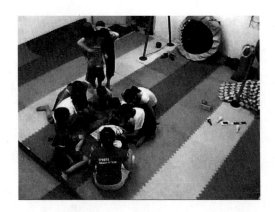

图 8-7　领导助理在引导儿童学习如何加入别人的游戏

第三,加入别人的游戏

a. 扑克牌开火车

领导助理和团体助理在玩扑克牌的游戏,然后晓峰就走过去,观察了一段时间后,问:"你们好,我叫晓峰,我想参加你们的游戏可以吗?"领导助理就问:"你知道我们怎么玩吗?"晓峰说:"我刚才看见啦,就是如果出现两张一样的牌,就可以把牌收走。"领导助理说:"好吧,我们一起玩。"这一段示范完成以后,引导其他学生按照这个方法逐一参加到游戏中来。

b. 将军鼓(内容与上一次活动相同)

领导助理和团体助理在玩将军鼓的游戏,其他学生想参加,就要按照上述的方法加入。

c. 飞行棋

领导助理和团体助理在玩飞行棋的游戏,其他儿童想参加,就要按照上述的方法加入。

第四,总结和颁奖

领取奖品时,每个人都要说一说颁奖人(当天获得小贴画最多的人)今天什么地方做得好。

第五,勾画出今天的心情图

③具体方法与策略

这次活动设计了三个真实的游戏情境,这三个小游戏都是儿童平时喜欢玩的游戏,对他们的吸引力还是比较大的,所以,他们都很想参与进来。但是,要参与进来,就必须运用正确的参与方法。加入游戏以后,教师会让学生玩一段时间,让他们享受游戏的乐趣,也是对他们正确行为方式的鼓励。

(2) 主动寻求协助

①活动目的

当人们有困难自己解决不了时,就需要运用恰当的"符号"去寻求他人的帮助。这次活动的内容就是设置各种需要帮助的情景,让

269

儿童练习使用礼貌语言,在恰当的时机请求他人的帮助。

②活动内容

第一,复习如何加入游戏

领导者助理和团体助理玩扑克牌,其他想加入游戏的学生,按照已学到的技能参加游戏

第二,导引——帮助新同学

新加入我们团体的晓峰,来到我们这个新团体,新环境,碰到了很多困难——感冒了,没有带卫生纸;忘了带喝水的杯子;放学来到这里想做家庭作业,才发现自己的铅笔丢了……

晓峰该怎么办才能解决这些问题呢? 大家来帮帮他吧!

大家进行讨论,领导者引导学生主动去寻求帮助。

"你好,可以帮我……"

"请问,能借一下你的……"

同时引导学生正确地响应别人的求助(见图8-8)。

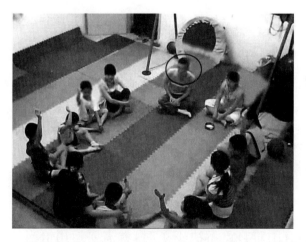

图8-8　新同学(黑圈处)碰到了好多困难,大家都举手出主意帮助他

"好,没问题!"

"对不起,我帮不上忙。"

第三,穿插运动类游戏——运送小球

两人一组,背靠背或者面对面夹住一只小球从起点走向终点,如果小球落地,两个人就要从起点重新出发。在同样的时间内,哪组运送的小球最多,哪一组就胜出。

第四,我来演小品

请学生表演下列情景:

a.今天考试,考卷发下来了,发现自己忘了带铅笔盒,没有铅笔和橡皮擦,怎么办呢?

b.今天要给灾区的小朋友捐款,我却忘了带钱,怎么办呢?

c.今天上数学课要用米尺,我昨天把它落在家里了,怎么办呢?

d.今天放学的时候我忘了抄老师布置的作业,怎么办呢?

e.今天打扫教室卫生,要把讲台挪到一边去,可是我一个人搬不动,怎么办呢?

第五,总结和颁奖

领取奖品时,每个人都要说一说颁奖人(当天获得小贴画最多的人)今天什么地方做得好。

第六,勾画出今天的心情图

③具体方法与策略

这次活动所使用的策略与前几次活动相差不大,如示范、提供大量正负向行为的例子,在模拟场景中进行角色扮演、强化良好行为和正确观点等。因为这次活动的娱乐性不强,为防止出现沉闷的氛围,教师还加入了一个运动幅度较大的活动,运送小球。这个游戏是需要两个人合作的,这为后面关于合作内容的团体社交游戏打基础。

（3）回应他人的拒绝

①活动目的

这次活动除了要让学生习得回应拒绝的方式之外，还要让他们学会容忍挫折感，进行情绪的管理。

②活动内容

第一，复习寻求帮助

口头描述一些需要帮助的情境，请学生来进行回应。

第二，导引

a.领导者先给大家讲一个小故事。故事大纲：每一次找人帮忙，大部分都能得到别人的协助，但是不一定每次都这么幸运。比如说，今天上学我忘了带数学书，我打电话给妈妈："妈妈，你帮我把数学书送到学校好吗？"可是妈妈说："我现在很忙呀。"妈妈很想帮忙送过来，但实在无法抽空来。虽然有点难过，但是想到妈妈真的很忙，或许自己可以想想其他办法。

b.你们有没有想请别人帮忙，或者想要什么东西，别人不答应的情况？

c.领导者借此引导学生，面对他人的拒绝时，应该：不生气，问原因。然后接受并回答说："好！我知道了""好！没关系"，或者找其他的人帮忙。

第三，圆圈追传

学生围成圆圈站立，保持间隔距离，先指定两个对称站位的队员各持一球。教师站于圆心，负责发信号，随时改变传球方向。

游戏开始，持球成员根据教师的信号，举左手，向左传球，举右手，向右传球。如此传球一定时间，看是否出现两球集中传给一个人的情况，如发生一个学生要接两个球的情况，该学生就要在情境盒中抽出一个纸条，上面写有一个小情境，他要表演出来。

情境的表演会由领导助理与学生配合，主要是拒绝学生的要求，来引导他们正确地回应拒绝。情境如下：

妈妈正在做饭，我想让她带我去公园玩。

我想请小桃到我家去玩。

我很想吃小辣椒带来的棒棒糖。

我想看《喜羊羊与灰太狼》，妈妈不同意。

我很想跟花蝴蝶去楼下玩。

妈妈要上班，我不想让她走。

第四，运动类游戏——两人三足

先找朋友进行训练（邀请别人参与游戏和遭拒绝后的回应），然后分组比赛。

将成员分成人数相等的两队，各成两路纵队站在起跑线后。每队第一组用布带子把两人内侧脚的踝关节绑在一起，双臂互相搭肩，准备起跑。

游戏开始，领导者发令后，每队第一组携带一个小球立即向前跑，将球放到指定筐中后跑回到起跑线，把布带子解开交给第二组，游戏照上述方法依次进行，看哪一组运送的小球最多。若中途带子散开，应在原地绑好后再继续向前跑。

第五，总结和颁奖

领取奖品时，每个人都要说一说颁奖人（当天获得小贴画最多的人）今天什么地方做得好。

第六，勾画出今天的心情图

③具体方法与策略

这次活动的主题是回应他人的拒绝，这是个负面的主题，为避免学生出现压抑和厌烦的情绪，在活动中依然安排了运动类游戏。这个游戏设计了一个找朋友的环节，在这个环节中就有真实的拒绝出现，找到的那个学生可能并不愿意与之结成游戏的对子，这就让

学生能够在真实的情境中学会回应。另外,即使不在游戏活动中,教师也会利用真实发生的情境来让儿童有机会实践,比如:

游戏活动结束以后,大家准备回家。

小贾跑过来说:"你们明天的奖品能不能换一个?"

领导助理说:"那你想要一个什么样的奖品呢?""我想要一个喜羊羊笔记本。""哦,你想要一个有喜羊羊图案的笔记本,那我现在不能答应你。我不答应,你可以怎么办?""不生气!""然后呢?""问原因。""嗯。""为什么不答应呢?""因为我要先看一看我能不能找到这样的本子,而且不贵的话,我才能决定买不买。""哦。"

（4）接受比赛的输赢

①活动目的

从这一次活动开始,活动的开展基本就从模拟情境完全过渡到真实情境,让儿童在真实情境中演练复杂的社会互动"符号"。

②活动内容

第一,复习如何回应别人的拒绝

强调被他人拒绝时,回应的重点——不生气、问原因、接受或者想其他办法。

第二,导引

比赛时,有时会赢,有时会输。这是很普通的事。赢了比赛,会感到开心,可以欢呼（如图 8-9）、打出"V"字形手势。输了比赛,不生气,可以尝试保持冷静,接受比赛结果,在下一次比赛再努力,也有机会赢比赛。这样做,人人都会夸我真懂事。

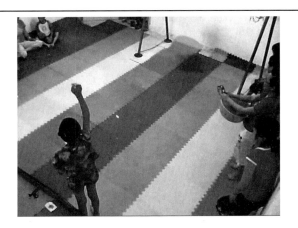

图 8-9　小伍在很高兴地表明他们那一组获胜了

第三,合力传球

两人一组,肩并肩夹住一只小球从起点走向终点(如图 8-10),如果小球落地,两个人就要从起点重新出发。在同样的时间内,哪组运送的小球最多,哪一组就胜出。

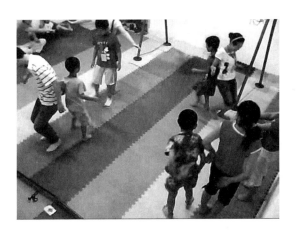

图 8-10　积极合力传球,都想取得比赛胜利

决出胜负以后,引导儿童如何接受比赛的输赢。

第四,搭高塔

a.积木搭高塔

准备一些方积木,两人一组进行比赛,看谁能用这些积木搭出最高的塔。

决出胜负以后,引导儿童接受比赛的输赢。

b.杂物搭高塔

准备一些纸、纸杯、吸管、牙签、口香糖等,两人一组进行比赛,看谁能用这些积木搭出最高的塔。

决出胜负以后,引导儿童接受比赛的输赢。

第五,总结和颁奖

领取奖品时,每个人都要说一说颁奖人(当天获得小贴画最多的人)今天什么地方做得好。

第六,勾画出今天的心情图

③具体方法与策略

这次活动都是以真实的比赛为基础的,让学生在真实的比赛中接受输赢。既有个人的比赛,也有团体的比赛。这些比赛的竞争性比较强,很快能决出胜负,所以,每次比赛完成以后,要立即引导输掉的一方,调整情绪,接受结果,为下一次比赛努力。

（5）学习合作

①活动目的

合作对自闭症谱系障碍儿童来说是比较难的主题。在前几次的活动中学生已经尝试了几次简单的合作,这为这一次的活动打下了一些基础。

②活动内容

第一,复习接受比赛的输赢

比赛输了,不生气,继续努力。

第二,导引

讨论什么是合作:一起努力,一起商量,不能生气。

第三,猜猜哪里变化了

甲组一起商量,推选一个人。乙组先观察这个人,观察好了以后都背转过身。甲组一起合作不许出声,将推选的人在外观上做三项变动,例如:卷袖子,把衣服扎进裤子……乙组的人一起商量讨论甲组的成员哪里变化了,然后派一个代表来说。两组交换角色进行。

第四,我们来建塔(见图 8-11)

需要大报纸 4 张、透明胶带纸一卷。

a.每组发挥自己的想象,在 15 分钟内合作完成建"塔"任务,并取好"塔"名。

b.各组推荐一名成员介绍"塔"名和设计创意。

c.介绍各自在组里担任了什么工作,是怎么跟其他的人合作的?

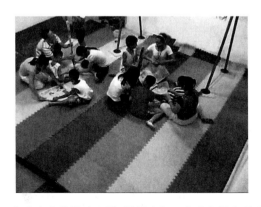

图 8-11　大家在合作搭建高塔,看得出每一个人都投入地参与其中

第五,讨论

我们在家里可跟爸爸妈妈合作做什么?

我们在学校里可以跟同学合作做什么?

第六,总结和颁奖

领取奖品时,每个人都要说一说颁奖人(当天获得小贴画最多的人)今天什么地方做得好。

第七,勾画出今天的心情图

③具体方法与策略

这次的团体社交游戏只设计了两个游戏,意图就是让学生通过这两个游戏对合作形成自己的理解。因为与人合作是对社会互动知识和技能综合运用的技能,不仅要理解他人的角色,还要理解自己的角色,并协调与他人的互动,这属于社会互动的高级技能。所以对学生的要求不能太高,只要他们能够在游戏中理解合作的含义,出现合作的意识就可以了。

另外,师生在活动中讨论了在家里怎么与爸爸妈妈合作,在活动结束后,教师建议父母在家里提供相应的机会让学生练习合作。

(6)学习分享

①活动目的

这次活动只是让大家从分享快乐和物品的过程中建立有关分享的简单概念,并没有很复杂的内容。譬如利用抢凳子这个运动性比较强的游戏,来随机选出一个学生,让他与大家分享快乐的事情和喜欢的物品。

②活动内容

第一,复习与他人合作

帮助大家回忆,在"猜猜哪里变化了""我们来建塔"中大家是怎么合作的。

第二,分享快乐

请学生叙述一件他觉得最快乐的事情,跟大家一起分享。

第三,分享物品

事先请学生在参加这次团体活动时带来个人最喜欢的玩具、照片、食物等,每人最少两样。

以抢凳子的形式进行。没有抢到凳子的那个人就把他带来的东西跟大家分享,说一说他所带来的东西的意义,如果这件物品可以送人,他想送给团体中的谁,为什么?

第四,总结和颁奖

领取奖品时,每个人都要说一说颁奖人(当天获得小贴画最多的人)今天什么地方做得好。

第五,勾画出今天的心情图

③具体方法与策略

刚开始的时候,学生都不愿意把自己喜欢的东西拿出来分享。领导助理和团体助理开始示范,把自己带来的东西给大家分享了,而且强调与大家一起分享是一件很快乐的事情。后来就有一些学生开始与大家分享自己的物品。

(四) 结束阶段——经验的回顾和整合

结束阶段主要是帮助学生将活动中所习得的经验进行回顾和

整合,并鼓励他们将所学的能力迁移到团体外的情境中,同时针对即将分离的心情做一个调整。

1. 表达自己的希望,预告团体活动的结束

(1)活动目的

活动到这里基本上是尾声了,这一次的活动主要是让大家谈谈自己的希望,并且向学生预告团体活动即将结束,让他们有充足的时间进行心理调整,不至于因为活动戛然而止而感到不适应。

(2)活动内容

① 复习与人分享

上一次活动大家都分享了什么呀?

② 讨论

在上次与大家分享的物品中你最喜欢谁给你分享的礼物?

(在活动中小董一直咳嗽,吐了一地,他妈妈就把他带出去了。就这件事情,马上引导大家对小董表示关心,问大家看见小董病了有什么想法,想对他说些什么)

③ 动作传递

所有的学生分成两组,按纵队背向领导者站好。每一组第一个学生转过身来面向领导者,然后领导者教给这两名学生每人一组动作,他们学会后,就回到队伍,让第二名学生转过身来,将刚学到的动作示范给他,依次传递下去,看看哪一组传得又快又准。

④ 预告团体活动的结束

向大家预告下一次活动就是我们最后一次活动,并以向小仙女许愿的形式,询问每一个学生他想要的一个礼物。

"有一个小仙女知道我们下次活动是最后一次活动,她就给了我们每个人一个愿望——可以问她要一个小礼物,在下次活动的时候就能实现。"

⑤ 想一想

请大家回家以后,可以在爸爸、妈妈的帮助下,想一想,下次课最想对团队里的小朋友和老师说的一句话是什么。

⑥ 总结和颁奖

领取奖品时,每个人都要说一说颁奖人(当天获得小贴画最多的人)今天什么地方做得好。

⑦ 勾画出今天的心情图

2. 团体活动历程回顾

(1) 活动目的

团体活动进入尾声,教师在活动的设计上就倾向于让学生有机会回溯整个团体活动经验,并对这些经验有一个初步的整合。除此之外,还会利用相互的祝福和鼓励来增强学生的信心与愉快的体验。

(2) 活动内容

① 带领大家回顾团体活动历程。强调每次活动的主题。让所有学生谈谈感想:对哪个活动印象最深,为什么?

② 留下祝福

在每个人背后贴一张白纸,每人一只彩笔,你想对这个人说什么,就在他的背后写上或者画上想说的话。

③ 仙女带来的礼物

上一次活动大家都向仙女许下一个愿望,这一次活动仙女把大家的礼物都送来了。将礼物分发给每一个学生。在领取礼物时,大家要跟仙女汇报自己的变化和进步。

④ 合影留念

⑤ 勾画出今天的心情图

四、干预结果

经团体社交游戏干预后,儿童的社会互动能力有明显的改善和提高(详见表8-2)。儿童不仅在团体社交游戏中的社会互动能力有了明显改善,而且在团体社交游戏之外的社会互动能力也有了明显的改善。两个月之后的家长反馈显示,大部分儿童都有持续良好的发展态势。对于基础比较差的儿童,变化较大的是基础社会互动技能的提升,对于基础较好的儿童,变化较大的是非语言符号以及其他复杂社会互动技能的使用,但是所有的儿童在团体中与其他成员分享活动、自我控制的能力均有较大的提升,也就是社会互动的综合能力有了非常明显的变化。

表 8-2　社会互动能力改善和提高情况表

成员	团体社交游戏结束时家长的反馈	两个月后家长的反馈	教师的反馈	社会互动能力评估前后对比			
					无反应	协助完成	独立完成
小贾	1. 情绪理解、情绪控制增强 2. 能有意识地注意外界信息 3. 与人互动的主动性增强	1. 同学交流互动增加 2. 自尊心增强 3. 刻板行为减少 4. 烦躁发脾气的次数减少 5. 会与家人分享	未受访	前测	1.8%	56.4%	41.8%
				后测	0.0%	34.5%	65.5%
小董	1. 注意维持能力提高 2. 人际交往需求增多 3. 与人互动的主动性增强	1. 眼神对视次数增加 2. 可以持续地对话一段时间 3. 情绪爆发延时	1. 情绪控制能力增强 2. 情绪理解能力提高 3. 与人互动次数增多	前测	16.4%	78.1%	5.5%
				后测	0.0%	76.4%	23.6%
小毅	1. 自信心增强 2. 语言表达增多且能力提高 3. 与人互动的能力增强	1. 与同学的互动增强 2. 刻板行为减少 3. 情绪控制能力增强 4. 语言表达更丰富	1. 眼神对视增加 2. 语言表达增多 3. 人际需求增加 4. 与人互动能力增强	前测	52.7%	36.4%	10.9%
				后测	5.5%	63.6%	30.9%
小兵	1. 语言表达能力提高 2. 与人互动的主动性增强	1. 听指令能力增强 2. 与小朋友、家长的互动能力增强 3. 情绪比较稳定	1. 语言表达能力增强 2. 与人互动的能力增强	前测	0.0%	67.3%	32.7%
				后测	0.0%	45.5%	55.5%

283

续表

成员	团体社交游戏结束时家长的反馈	两个月后家长的反馈	教师的反馈	社会互动能力评估前后对比			
					无反应	协助完成	独立完成
小丁	1.情绪控制能力增强 2.性格更活泼一些 3.关注社会评价	1.处理问题更灵活 2.表现对家人的关心 3.能与同学聊天	1.与人互动增多 2.情绪控制能力增强 3.与母亲的过分亲昵行为减少	前测	0.0%	61.5%	38.5%
				后测	0.0%	54.5%	45.5%
小伍	1.自我控制能力增强 2.关注他人 3.情绪控制能力增强	1.眼神对视增加 2.动作性语言减少	1.眼神注视能力增强 2.情绪控制能力增强 3.与人互动增多 4.会出现合作与分享行为	前测	0.0%	70.9%	29.1%
				后测	0.0%	30.9%	69.1%

附　　录

附录 1　自闭症儿童社会与沟通技能评量表 ①

自闭症儿童社会与沟通技能评量表

凯瑟琳・安・昆尔（Kathleen Ann Quill）

凯瑟琳・塔顿・布雷肖（Kathleen Norton Bracken）

玛丽亚・E.菲尔（Maria E. Fair）

学生相关记录

姓名：

生日：

施测者：

受访者：

访谈日期：

观察地点：

观察日期：

　学年的计划

①　K. A. Quill. 做・看・听・说：自闭症儿童社会与沟通技能介入手册[M]. 杨宗仁，等译. 台北：心理出版社，2013：80－94.

Ⅰ社会与沟通行为量表			
A.社会行为	是/否		说明
儿童的游戏对象是：			
1.单独玩	是	否	
2.跟成人玩	是	否	
3.跟同伴玩	是	否	
儿童的游戏方式是：			
1.社会互动游戏	是	否	
2.恰当地玩各种玩具或游戏	是	否	
3.有创意地玩玩具	是	否	
儿童何时玩得最好？当他人是：			
1.主动的	是	否	
2.安静的	是	否	
3.可预测的	是	否	
4.创新的	是	否	
儿童是否：			
1.能接受例行事物的改变	是	否	
2.能接受他人引导进行转衔	是	否	
儿童是否表现以下挑战性的社会行为？			
1.自我刺激行为	是	否	
2.固执性及/或仪式化游戏	是	否	
3.对改变有负面反应	是	否	
4.在家庭中有挑战性行为	是	否	
5.在社区里有挑战性行为	是	否	

续表

B.沟通行为	是/否		说明
儿童是否使用以下方式沟通？			
1.手势	是	否	
2.口语	是	否	
3.手语	是	否	
4.其他	是	否	
儿童是否：			
1.会要求他想要的事物	是	否	
2.会表示他不想要的事物	是	否	
3.谈论他正在做的事	是	否	
4.分享他的感受	是	否	
儿童是否与下列的人沟通？			
1.成人	是	否	
2.同伴	是	否	
儿童何种沟通方式最佳？当他人使用：			
1.简单语言	是	否	
2.手势	是	否	
3.卡通动画	是	否	
4.其他	是	否	
儿童是否有以下的挑战性行为？			
1.仿说（重复说过的话）	是	否	
2.自言自语	是	否	
3.固执在一个主题或问题上	是	否	
4.重复说书或者录影带里的情节	是	否	
5.不恰当的谈话主题	是	否	
6.其他	是	否	

续表

C.探索行为	是/否		说明
儿童是否表现			
1.主动的	是	否	
2.被动的	是	否	
3.对他所处的环境表现出好奇	是	否	
儿童是一个主动的学习者吗？			
1.视觉：儿童是否喜欢/探索有视觉效果的玩具/物品,及书本,电脑?	是	否	
2.听说：儿童是否喜欢/探索能发出声音或有音乐的玩具/物品?	是	否	
3.触觉：儿童是否喜欢挠痒、重压,或是各种不同质地的东西?	是	否	
4.肢体动觉：儿童是否喜欢旋转、跳跃、奔跑,或是动态的游戏?	是	否	
儿童是一个被动的学习者吗？			
1.视觉：儿童是否逃避视觉探索或频繁地闭上眼睛?	是	否	
2.听觉：儿童是否逃避某些声音或是常捂住耳朵?	是	否	
3.触觉：儿童是否逃避触摸某些质地的东西或是不喜欢被摸头/脸?	是	否	
4.肢体动觉：儿童是否逃避活动或是比较喜欢安静地游戏?	是	否	
儿童是否以下列方式探索新玩具/物品？			
1.视觉的	是	否	
2.通过声音	是	否	
3.通过触摸	是	否	
4.通过活动	是	否	
如果有的话,儿童最喜欢或最害怕哪些事物?			
儿童通常如何让自己平静下来?			

续表

D. 增强物
儿童最喜欢吃什么食物？
1. 2. 3. 4. 5.
儿童最喜欢什么玩具？
1. 2. 3. 4. 5.
儿童最喜欢什么活动？
1. 2. 3. 4. 5.
儿童是否有独特的兴趣？
1. 2. 3. 4. 5.

Ⅱ核心技能检核表				
A 非口语社交互动	技能 是/否		类化 是/否	设定三 个目标
社会性注意				
1.在叫他名字时,会停下/看人	是	否	是	否	
2.用东西引导时,会看向东西	是	否	是	否	
3.在一对一熟悉的活动中,注意力能持续多少分钟?	是	否	是	否	
4.在一对一不熟悉活动中,注意力能持续多少分钟?	是	否	是	否	
双向互动				
1.能使用眼神凝视来维持社会互动	是	否	是	否	
2.会重复自己的行为来维持互动	是	否	是	否	
3.会重复玩玩具来维持社会游戏	是	否	是	否	
社会性调控	是	否	是	否	
1.手势:推/拉/操纵某人来要求东西	是	否	是	否	
2.手势:给予/操弄东西来要求	是	否	是	否	
3.指物要求	是	否	是	否	
4.结合眼神注视与手势来要求	是	否	是	否	
共同注意	是	否	是	否	
1.能在人与玩具/物品之间,切换眼神	是	否	是	否	
2.会使用玩具/物品来分享兴趣	是	否	是	否	
3.能指向玩具/物品来分享兴趣	是	否	是	否	
4.能在分享兴趣之前,先引人注意	是	否	是	否	

B 模仿	技能 是/否		类化 是/否		设定三 个目标
动作模仿					
1.以玩具来模仿他人单一的动作	是	否	是	否	
2.模仿单一身体活动	是	否	是	否	
3.按序列模仿两个行动	是	否	是	否	
4.按序列模仿三个或更多行动的序列	是	否	是	否	
5.在一个熟悉的活动中,模仿一个新的行动	是	否	是	否	
6.在新的环境中模仿	是	否	是	否	
7.从一个先前的游戏活动中(延伸)模仿行动	是	否	是	否	
口语模仿					
1.模仿口腔动作/声音	是	否	是	否	
2.模仿口语	是	否	是	否	
a.在唱歌、手指谣、故事中	是	否	是	否	
b.在例行社会活动中	是	否	是	否	
c.在创造性活动中	是	否	是	否	
d.在所有活动中	是	否	是	否	
3.在要求下会模仿口语	是	否	是	否	
4.重复一首歌、一本书,或是游戏活动(延伸)中的字词	是	否	是	否	

续表

C 组织	技能 是/否		类化 是/否		设定三 个目标
空间					
1.为活动准备好区域/材料(椅子、外套)	是	否	是	否	
2.在预定的区域里摆好玩具/材料	是	否	是	否	
3.活动结束后会收好器材和玩具	是	否	是	否	
选择					
1.在单一活动中进行选择	是	否	是	否	
2.在两个物体/活动中进行选择	是	否	是	否	
3.在多个物体/活动中进行选择	是	否	是	否	
时间					
1.能专注于活动直到活动结束	是	否	是	否	
2.能在他人引导下等待	是	否	是	否	
期望					
1.能在熟悉的活动中独立	是	否	是	否	
2.能在新的活动中遵守引导	是	否	是	否	
转衔					
1.在引导下,能转衔到新的活动中	是	否	是	否	
2.当转衔时,可以被人打断	是	否	是	否	
3.当非预期的改变发生时,能顺利转衔	是	否	是	否	
所有物					
1.能辨认自己的所有物(我的)	是	否	是	否	
2.能辨认他人的所有物(你的)	是	否	是	否	
3.能辨认共同的所有物(我们的)	是	否	是	否	
安慰					
1.可以被安慰	是	否	是	否	
2.可以自己平静下来	是	否	是	否	

III 社会技能检核表				
A 游戏	技能 是/否		类化 是/否	设定三 个目标
单独游戏				
1.功能性:单一玩具单一玩法	是	否	是	否	
2.功能性:固定玩法的活动	是	否	是	否	
3.功能性:开放式玩法的活动	是	否	是	否	
4.象征:例行活动脚本	是	否	是	否	
5.象征:创造性玩法	是	否	是	否	
6.能单独游戏多少分钟	是	否	是	否	
社会性游戏				
1.在别人旁边玩自己的玩具/材料	是	否	是	否	
2.在同伴旁边玩有结构性的玩具/材料	是	否	是	否	
3.参与齐唱/合唱的团体活动	是	否	是	否	
4.与一个玩伴玩可预测的轮流游戏	是	否	是	否	
5.在团体社交游戏中玩可预测的轮流游戏	是	否	是	否	
6.分享玩具/材料	是	否	是	否	
7.与一个玩伴玩合作游戏	是	否	是	否	
8.在有组织的团体中进行合作游戏	是	否	是	否	
9.在没有组织的团体中玩合作游戏	是	否	是	否	

293

续表

B 团体技能	技能 是/否		类化 是/否		设定三 个目标
参与					
1.在餐点时间(点心时间、午餐)	是	否	是	否	
2.在结构化活动中(美劳、工作)	是	否	是	否	
3.在倾听的活动中(故事、音乐)	是	否	是	否	
4.在结构性的竞赛中(下棋游戏、户外游戏)	是	否	是	否	
5.在游戏活动中(游戏角、休息时间)	是	否	是	否	
6.在讨论活动中(团体时间、会议)	是	否	是	否	
等待					
1.在团体活动中静坐	是	否	是	否	
2.举手要求轮到自己	是	否	是	否	
3.排队等待	是	否	是	否	
轮流					
1.在结构化活动中	是	否	是	否	
2.在非结构化活动中	是	否	是	否	
遵守团体规范	是	否	是	否	
1.非口语指令(安静的手势、开灯)	是	否	是	否	
2.引起注意力的指令(大家_____)	是	否	是	否	
3.例行性的口语指令("打扫""排队")	是	否	是	否	
4.在熟悉情境中的口语指令	是	否	是	否	
5.在新情境中的口语指令	是	否	是	否	

C 社区社会技能	技能 是/否		类化 是/否		设定三 个目标
购物					
1.杂货店	是	否	是	否	
2.玩具店	是	否	是	否	
餐厅					
1.快餐店	是	否	是	否	
2.坐下就餐	是	否	是	否	
室内的娱乐活动					
1.看电影	是	否	是	否	
2.游泳	是	否	是	否	
户外的娱乐活动					
1.有规则的运动	是	否	是	否	
2.游戏场游戏	是	否	是	否	
拜访					
1.亲戚	是	否	是	否	
2.邻居	是	否	是	否	
安全					
1.室内	是	否	是	否	
2.街上	是	否	是	否	
健康					
1.医生	是	否	是	否	
2.牙医	是	否	是	否	
其他情境					
1.美容院/理发厅	是	否	是	否	
2.照相馆	是	否	是	否	
节日					
1.生日	是	否	是	否	
2.新年	是	否	是	否	
3.中秋节	是	否	是	否	
学校和社区					
1.集会	是	否	是	否	
2.消防演习	是	否	是	否	
3.校外教学	是	否	是	否	

Ⅳ沟通技能检核表				
A 基本沟通功能	技能 是/否		类化 是/否	设定三 个目标
表达需求				
1.表达还要	是	否	是	否	
2.偏好(当给予一个选择时)	是	否	是	否	
3.食物/饮料	是	否	是	否	
4.物品/玩具	是	否	是	否	
5.最喜欢的活动	是	否	是	否	
6.结束一个活动(我做完了)	是	否	是	否	
7.求助	是	否	是	否	
回应他人				
1.回应叫名("嗯!""什么?""是!")	是	否	是	否	
2.拒绝物品	是	否	是	否	
3.拒绝活动	是	否	是	否	
4.回应他人打招呼	是	否	是	否	
5.回应他人的游戏邀请	是	否	是	否	
6.明确表示同意/接受("好""是")	是	否	是	否	
7.回应个人问题("你叫什么名字?")	是	否	是	否	
8.回应他人的看法	是	否	是	否	
发表看法				
1.谈论非预期的事件	是	否	是	否	
2.说出物品/人物名称	是	否	是	否	

续表

A 基本沟通功能	技能 是/否		类化 是/否		设定三 个目标
3.说出自己所有物名称	是	否	是	否	
4.说出熟悉者的名字	是	否	是	否	
5.描述行动	是	否	是	否	
6.描述地点	是	否	是	否	
7.描述属性	是	否	是	否	
8.描述过去事件	是	否	是	否	
9.描述未来事件	是	否	是	否	
信息要求					
1.注意力(叫他人名字)	是	否	是	否	
2.物品信息("什么?")	是	否	是	否	
3.人的信息("谁?")	是	否	是	否	
4.行动的信息("_____正在做什么?")	是	否	是	否	
5.是与否问题的信息	是	否	是	否	
6.地点信息("_____在哪里?")	是	否	是	否	
7.时间的信息("何时?")	是	否	是	否	
8.原因的信息("为什么?")	是	否	是	否	

续表

B 社会情绪技能	技能 是/否		类化 是/否		设定三 个目标
表达情感					
1.情绪不好时会要求休息	是	否	是	否	
2.情绪不好时会要求平静情绪的活动	是	否	是	否	
3.表现出使用放松技巧的要求	是	否	是	否	
4.表现喜欢/不喜欢	是	否	是	否	
5.生气/抓狂	是	否	是	否	
6.快乐/悲伤	是	否	是	否	
7.安静/放松	是	否	是	否	
8.受伤/生病/疲倦	是	否	是	否	
9.骄傲的("我做到了!")	是	否	是	否	
10.傻傻的	是	否	是	否	
11.害怕/紧张	是	否	是	否	
12.困惑的("我不知道")	是	否	是	否	
利社会行为					
1.要求更多的社会性游戏/互动	是	否	是	否	
2.要求情感(拥抱、亲吻)	是	否	是	否	
3.要求某人一起游戏	是	否	是	否	
4.有礼貌("谢谢你""对不起")	是	否	是	否	
5.分享(把自己的食物/饮料/物品给他人)	是	否	是	否	
6.果断陈述("走开""不要那样做")	是	否	是	否	
7.表达情感("我爱你")	是	否	是	否	
8.给予协助	是	否	是	否	
9.提供选择("想要这个还是那个?")	是	否	是	否	
10.当某人感到悲伤、受伤害时,能给予安慰	是	否	是	否	

续表

C 基本会话技能	技能 是/否		类化 是/否		设定三 个目标
口语					
1.引起他人注意/叫人名字开始对话	是	否	是	否	
2.以例行性方式结束对话	是	否	是	否	
3.以例行分享信息的方式维持对话	是	否	是	否	
4.借着重复信息来澄清或坚持对话	是	否	是	否	
5.当同伴安排互动时维持对话	是	否	是	否	
6.以例行性方式来开始对话	是	否	是	否	
7.回应对方维持对话("我知道""喔""好的")来维持会话	是	否	是	否	
8.在新的情境中维持对话	是	否	是	否	
9.使用适当的主题维持对话	是	否	是	否	
非口语					
1.注意/趋向说话者	是	否	是	否	
2.自然地接近说话者	是	否	是	否	
3.在对话中,能区分适当与不适当的触摸	是	否	是	否	
4.根据情境来调整音量	是	否	是	否	
5.继续谈话前,会看/等待听者的确认(点头,微笑)	是	否	是	否	

V 评估摘要表

重新检视核心技能检核表,并完成下列事项:
1. 找出"设定三个目标"栏中所有项目。
2. 从一般技能的每一领域中选出三个主要目标。
3. 将目标写进以下的空格内,并将它们改写成行为目标的形式。

核心技能

非口语社会互动	模仿	组织
1.		
2.		
3.		

社会技能

游戏	团体技能	社区社会技能
1.		
2.		
3.		

沟通技能

基本沟通功能	社会情绪技能	基本对话技能
1.		
2.		
3.		

附录 2　游戏技巧检核表①

这个清单包含了许多类型游戏的技巧,请在每一项中勾选出儿童目前的表现水平。				
	1	2	3	4
	没有出现过该行为	需要很多帮助才能完成	需要少量帮助就可完成	可以独立完成
领域 A:基本的游戏技能				
关注讲话的人				
关注音乐				
抓起或拿起大的玩具或物体				
抓握蜡笔或铅笔				
拉、推或者转动玩具				
叫出游戏中的玩具或物品的名称				
说出身体部位的名称				
玩简单的躲猫猫游戏(躲猫猫或寻找玩具)				
听从指令:给或者拿玩具				
听从指令:打开或关上门				
听从指令:把玩具在地板或桌子上排成一直列				
听从指令:把玩具从一个地方拿到另一个地方				
单独地坐 5 分钟时间				
模仿手部动作				
领域 B:独自玩耍的技能				
在无人看守的情况下能坐 5～10 分钟				
会放叠加环				
用 3 块积木搭高塔				
用 6 块积木搭高塔				

---

① Baker,L. Bruce,A. J. Brightman. Steps to independence:Teaching everyday skills to children with special needs(Fourth Edition)[M]. Baltimore,MD:Paul H . Brookes Publishing Co. 2004.

续表

这个清单包含了许多类型游戏的技巧,请在每一项中勾选出儿童目前的表现水平。				
	1	2	3	4
	没有出现过该行为	需要很多帮助才能完成	需要少量帮助就可完成	可以独立完成
用勺子把水或豆子从一个容器转到另一个容器				
把珠子装到窄口的容器里				
把珠子串起来				
使用剪刀				
贴图片				
在纸上涂鸦				
在图画书上涂色,涂出主线条				
做简单的没有相互交错的拼图				
做4~6块有相互交错的拼图				
做7~15块有相互交错的拼图				
做16块以上有相互交错的拼图				
做颜色和形状配对的游戏				
图片配对				
玩电脑游戏				
玩视频游戏				
领域C:与他人玩耍的技巧				
玩抛豆袋游戏				
在3步以内的距离抛接中等大小的球				
在3步以内的距离抛接小一点的球				
在10步以内的距离抛接中等大小的球				
在超过10步的距离抛接小球				
用球棒击中球,开球				
当球抛起来的时候,用球棒击中球				

这个清单包含了许多类型游戏的技巧,请在每一项中勾选出儿童目前的表现水平。

	1	2	3	4
	没有出现过该行为	需要很多帮助才能完成	需要少量帮助就可完成	可以独立完成
在足球比赛中或踢球游戏中,踢中球				
像打排球一样用手击球				
把篮球扔到矮一点的篮筐内				
骑三轮车				
骑摩托车或小型摩托车				
溜冰				
游泳				
与伙伴一起画画(例如,两个或更多的孩子画一幅大画)				
跟伙伴一起玩陶泥				
玩假想游戏:假装是其他的人(如妈妈或超人)				
跳舞				
与其他孩子合唱				
表演简单的哑剧				
与小伙伴玩木偶戏				
与小伙伴演简单的小喜剧				
与小伙伴玩视频游戏				

303

附录3　游戏兴趣调查表①

儿童姓名：　　　　　　　　　　日期：

说明：1.将儿童的游戏与兴趣按照1～3来评分：

　　　　1＝不喜欢　2＝有一点兴趣　3＝非常喜欢

如果没有观察到可以不填。

2.观察每一项玩具或游戏是否为适龄的单独游戏。

3.观察每一项玩具或游戏是否为适龄的社会性游戏。

探索游戏			
	评分	单独游戏	社会性游戏
吹泡泡			
弹跳球			
滚珠迷宫			
因果效应的玩具			
可滚动的拍拍音乐鼓			
万花筒			
藏有玩具的通心粉箱			
照镜子			
装有绘画工具的彩绘袋			
遥控玩具车			
沙箱游戏			
抽陀螺			
仿真救援交通工具			
戏水桌			
发条玩具			

---

① K. A. Quill. Do-watch-listen-say: Social and communication intervention for children with autism [M]. Baltimore: Paul H. Brookes, 2000. 有改动。

肢体游戏			
	评分	单独游戏	社会性游戏
球状玩具			
篮球			
沙包			
自行车			
保龄球			
运动器材			
跳房子			
呼啦圈			
跳绳			
游乐园游戏设备			
溜冰			
跷跷板			
秋千			
蹦床			

操作性游戏			
	评分	单独游戏	社会性游戏
穿珠类			
积木类			
涂色类			
蘑菇钉拼插板			
开锁关锁玩具板			
磁铁迷宫			
轨道滚珠			

续表

操作性游戏			
	评分	单独游戏	社会性游戏
五官、身体组装拼插玩具			
俄罗斯套娃			
七巧板			
洞洞板			
拼图			
穿线板			
形状配对积木盒			

建构性游戏			
	评分	单独游戏	社会性游戏
梳子型拼插积木			
木质搭建类积木			
乐高得宝系列积木			
螺丝钉组装玩具			
齿轮积木			
乐高积木			
林肯原木小屋			
磁力片			
串珠			
插拔类积木			
万能工匠拼装玩具			
修理工具台玩具			
火车及轨道类玩具			
小汽车及道路类玩具			

美术类游戏			
	评分	单独游戏	社会性游戏
喷漆涂鸦游戏			
粉笔画			
拼贴画			
涂色游戏			
剪贴画			
点连画			
手指画			
磁性画板			
迷宫			
按数字填色画			
油画			
黏土			
印画			
模板画			

语言文字类游戏			
	评分	单独游戏	社会性游戏
字母便签贴纸			
活动手册			
图书			
附有录音的书			
电脑游戏			
语言体验故事			

续表

语言文字类游戏			
杂志			
磁铁字母			
组字拼图			
相册			
顺序卡			
字词分类、配对游戏			
点读书			
找字词游戏			

扮演类游戏			
	评分	单独游戏	社会性游戏
农场与动物游戏			
生日宴会游戏			
汽车和修车厂游戏			
看医生游戏			
玩具屋和玩偶游戏			
喂娃娃游戏			
开杂货店游戏			
美发店游戏			
做饭游戏			
木偶剧			
手偶娃娃			
打电话游戏			
露营游戏			

竞赛游戏			
	评分	单独游戏	社会性游戏
配对游戏牌			
糖果乐园抓糖机			
四子棋			
多米诺骨牌			
找相同游戏			
桌面足球			
摇奖游戏			
翻翻卡类记忆游戏			
套圈游戏			
石头剪刀布游戏			
扑克牌游戏			

音乐类游戏			
	评分	单独游戏	社会性游戏
跳舞			
运动录像			
手指谣			
卡拉 OK			
音乐键盘			
行进乐队			
麦克风			
乐器			
音乐玩具			

续表

音乐类游戏			
	评分	单独游戏	社会性游戏
唱歌			
录音机			
录音带和 CD			

社会游戏			
	评分	单独游戏	社会性游戏
抓人游戏			
追逐游戏			
丢手绢			
捉迷藏			
拉大锯扯大锯游戏			
蒙眼听指挥画脸			
抢椅子游戏			
感统彩虹伞游戏			
躲猫猫			
红灯停绿灯行游戏			
摔跤、打滚游戏			
我说你做			
挠痒痒游戏			
我问你答游戏			

其他偏好			
	评分	单独游戏	社会性游戏
旋转物体			
扔东西			
让细沙类东西从手指间滑下			
看东西落下来			
晃动物品听其声			
闻东西			

其他兴趣			
	评分	单独游戏	社会性游戏

最喜爱的单独游戏

最喜爱的团体性游戏

附录 4　特殊儿童强化物调查表[①]

指导语:请你按照下列五个等级划分儿童对每项刺激的爱好程度,并将等级号码写在每项刺激后的括号内。

1. 等级划分

1	2	3	4	5
非常喜欢	有点喜欢	无所谓	有点不喜欢	非常不喜欢

2. 强化物列表

(1) 消费强化物。儿童喜欢下列食品吗?

①冰淇淋(　)②糖果(　)③草莓(　)④饼干(　)⑤其他非常喜欢的食品＿＿＿＿＿＿。

(2) 活动性强化物。儿童喜欢下列活动吗?

①看电影(　)②看电视(　)③手工制作(　)④过生日(　)⑤其他非常喜欢的活动有＿＿＿＿

＿＿＿＿。

(3) 操作性强化物。儿童喜欢下列玩具、游戏吗?

①骑木马(　)②玩遥控小汽车(　)③用彩笔或粉笔画画(　)④听音乐(　)⑤其他非常喜欢的玩具或游戏有＿＿＿＿＿＿。

(4) 拥有性强化物。儿童喜欢拥有下列东西?

①布娃娃(　)②橡皮(　)③头花(　)④漂亮的衣服(　)⑤其他最喜欢拥有的物品是＿＿＿＿

＿＿＿＿。

(5) 社会性强化物。儿童喜欢别人赞美和鼓励什么? 儿童喜欢哪些鼓励方式?

①说他长得漂亮(　)②对他微笑(　)③说他画画得好(　)④注视他(　)⑤其他非常喜欢的社会性强化物有＿＿＿＿＿＿。

---

①　改编自吕静.儿童行为矫正[M].杭州:浙江教育出版社,1992:54.

附录5　问题行为动机评量表①

学生姓名：_____　　　学生年龄：_____岁____月

填写者姓名：_____　　　与学生关系：_____

填写时间：_____

0	1	2	3	4	5
从来不会	偶尔发生	有时发生	经常发生	总是发生	一直都是

（一）自我刺激

1. 做这个行为是因为能听到特殊的声音。　　　　　　　0　1　2　3　4　5

2. 做这个行为是因为能感觉到特殊的视觉刺激。　　　　0　1　2　3　4　5

3. 做这个行为是因为能闻到特殊的味道。　　　　　　　0　1　2　3　4　5

4. 当他独自一个人时，这个行为就会发生。　　　　　　0　1　2　3　4　5

5. 当他无所事事时，这个行为就会出现。　　　　　　　0　1　2　3　4　5

6. 这个行为会持续一段时间，甚至在旁人出现在他身旁时仍不
   会停止。　　　　　　　　　　　　　　　　　　　　0　1　2　3　4　5

7. 当他从事这个行为时，会显得特别专心，丝毫不受外界刺激
   的干扰。　　　　　　　　　　　　　　　　　　　　0　1　2　3　4　5

8. 这个行为会一而再地重复出现。　　　　　　　　　　0　1　2　3　4　5

---

① 林惠芬.问题行为动机量表之编制报告[J].特殊教育研究学刊,2001,20:129－145.

（二）逃避

1. 当他不喜欢或讨厌的人靠近时,这个行为就会出现。　　0　1　2　3　4　5

2. 当你要求他做事时,这个行为就会发生。　　0　1　2　3　4　5

3. 当他在活动中遇到困难,这个行为就会出现。　　0　1　2　3　4　5

4. 当他置身在他不喜欢的场所时,这个行为就会出现。　　0　1　2　3　4　5

5. 当他被处罚或责备时,这个行为就会发生。　　0　1　2　3　4　5

6. 当同学批评他时,这个行为就会出现。　　0　1　2　3　4　5

7. 当他做错事时,这个行为就会出现。　　0　1　2　3　4　5

8. 当他离开他所熟悉的场所时,这个行为就会出现。　　0　1　2　3　4　5

（三）获得他人注意

1. 当他得到你的注意后,这个行为就会停止。　　0　1　2　3　4　5

2. 当他得到同学的注意后,这个行为就会停止。　　0　1　2　3　4　5

3. 当你称赞他时,这个行为就不会发生。　　0　1　2　3　4　5

4. 当同学称赞他时,这个行为就不会发生。　　0　1　2　3　4　5

5. 得到你的陪伴后,这个行为就不再出现。　　0　1　2　3　4　5

6. 得到同学的陪伴后,这个行为就不再出现。　　0　1　2　3　4　5

7. 当你把注意力放在别人身上时,这个行为就会出现。　　0　1　2　3　4　5

8. 当同学把注意力放在别人身上时,这个行为就会出现。　　0　1　2　3　4　5

（四）获得实质性东西

1. 当他在做某件事而你不让他做时,这个行为就会出现。　　0　1　2　3　4　5

2. 当他想做某件事而你不允许时,这个行为就会出现。　　0　1　2　3　4　5

3. 当同学不给他东西时,这个行为就会出现。　　0　1　2　3　4　5

4. 当他不能立即得到他想要的东西时,这个行为就会出现。　　　0　1　2　3　4　5

5. 当你把他喜欢的东西拿走时,这个行为就会出现。　　　0　1　2　3　4　5

6. 当同学拿走他喜欢的东西时,这个行为就会出现。　　　0　1　2　3　4　5

7. 当别人有某一东西(食物或玩具),而他没有时,这个行为就
会出现。　　　0　1　2　3　4　5

8. 当给他的东西不是他所想要的时,这个行为就会发生。　　　0　1　2　3　4　5

附录6 团体社交游戏干预之后的观察记录清单①

口语模仿记录清单

儿童姓名：_____　　　　日期：_____

说明：1. 记录在游戏或自然情境中自发性的模仿。

　　　2. 记录儿童是对成人（A）或对同伴（P）进行模仿。

	口语的信息	模仿对象
1		A　　P
2		A　　P
3		A　　P
4		A　　P
5		A　　P
6		A　　P
7		A　　P
8		A　　P
9		A　　P

肢体动作模仿记录清单

儿童姓名：_____　　　　日期：_____

说明：1. 记录在游戏或自然情境中自发性的模仿。

　　　2. 记录儿童是对成人（A）或对同伴（P）进行模仿。

	肢体动作	模仿对象
1		A　　P
2		A　　P
3		A　　P
4		A　　P
5		A　　P
6		A　　P
7		A　　P
8		A　　P
9		A　　P

---

① K. A. Quill. 做·看·听·说：自闭症儿童社会与沟通技能介入手册[M]. 杨宗仁,等译. 台北：心理出版社,2013:370－371,474－476. 有改动。

单独游戏发展记录清单

儿童姓名：_____　　　　日期：_____

说明:1. 逐条列出儿童单独游戏的内容。

　　　2. 对儿童是否能独立游戏或是需要提示,都要加以说明。

　　　3. 假如需要提示,请圈提示的类别:

　　　P＝肢体协助

　　　V＝视觉提示

　　　S＝口语提示

	活动	独立完成	提示层次
1			P　V　S
2			P　V　S
3			P　V　S
4			P　V　S
5			P　V　S
6			P　V　S
7			P　V　S
8			P　V　S
9			P　V　S

社会游戏发展记录清单

儿童姓名：_____ 日期：_____

说明：1. 逐条列出儿童会与人一起游戏的特定活动。

  2. 圈选出儿童与成人一起游戏表现的所有行为。

  3. 圈选出儿童与同伴一起游戏表现的所有行为。

W＝观看 S＝分享

T＝轮流 R＝回应

	活动	成人	同伴
1		W　S　T　R	W　S　T　R
2		W　S　T　R	W　S　T　R
3		W　S　T　R	W　S　T　R
4		W　S　T　R	W　S　T　R
5		W　S　T　R	W　S　T　R
6		W　S　T　R	W　S　T　R
7		W　S　T　R	W　S　T　R
8		W　S　T　R	W　S　T　R
9		W　S　T　R	W　S　T　R

团体技能活动记录清单

儿童姓名:_____　　　　日期:_____

说明:1. 列出特定的团体活动。

　　　2. 检核儿童是否能在团体活动中独立参与、等待、轮流及跟随指示。

	团体活动名称	参与	等待	轮流	跟随指示
1					
2					
3					
4					
5					
6					
7					
8					
9					

附录 7　团体社交游戏干预活动名称汇总

一、相互认识类

（一）快来收快递

（二）寻物活动

（三）运动最快乐

（四）击鼓传花

（五）开小火车

（六）找朋友

（七）是谁躲起来了

（八）定点传球

（九）打电话

（十）游戏连连玩

二、发展亲密关系类

（一）包饺子

（二）背背驮驮

（三）小白小白爬楼梯

（四）我们都是木头人

（五）触电游戏

（六）老鹰抓小鸡

（七）纸杯传水

（八）狼来了

（九）赶走怪兽

（十）几朵花

三、眼神注视及注意管理类

（一）我看着你，你说"到"

（二）救救小猫咪

（三）音乐没有了

（四）眼睛寻宝

（五）变化的口形

（六）蹲蹲乐

（七）反向猜五官

（八）老师去哪儿了

（九）抢帽子

（十）我是重复小行家

（十一）我是小小售货员

四、参照他人的指示和动作完成预期的动作类

（一）如果感到快乐你就拍拍手

（二）肩并肩，一起走

（三）模仿声音

（四）传悄悄话

（五）打鼓游戏

（六）围个圆圈走一走

（七）一起搭积木

（八）牵手走天涯

（九）我说你画

（十）小鸟与鸟窝

五、体育游戏类

（一）戳泡泡

（二）气球保卫战

（三）滚呼啦圈

（四）四肢爬行

（五）障碍跑

（六）扔沙包

（七）快递呼啦圈

（八）搭桥过河

（九）移动保龄球

（十）我是小小搬运工

六、情绪辨识、表达与管理类

（一）读脸

（二）变脸

（三）情绪大转轮

（四）看表情行动

（五）小娃娃怎么了

（六）猜心情，贴表情

（七）各种各样的害怕

（八）送表情娃娃回家

（九）帮助眼泪娃娃

（十）我的感觉

七、辨识和使用肢体语言类

（一）交通指挥

（二）拍拍停、走走停、摇摇停

（三）看动作说词语

（四）石头、剪刀、布

（五）小动物找食物

（六）中国队,加油

（七）时装表演

（八）你来比画我来猜

八、学会做选择类

（一）玩具总动员

（二）找朋友

（三）好吃的水果

（四）送给妈妈的礼物

（五）最佳拍档

（六）掰手腕

（七）最佳服装搭配师

（八）百宝箱寻宝

九、加入游戏、遵守游戏规则、接受比赛输赢类

（一）小车游戏

（二）图片大赢家

（三）踢球

（四）放入桶中

（五）记忆纸牌

（六）弄破气球

（七）打地鼠

十二、其他类

（一）合作画

（二）大大米老鼠来了

（三）会飞吗

（四）过家家

（五）礼盒

（六）猜猜我是谁

（七）我是歌手

（八）我来开汽车

北京大学出版社
教育出版中心 精品图书

学前教育理论与实践教程

王　维　王维娅　孙　岩

学前儿童数学教育　　　　　　　　　　　赵振国

大学之道丛书精装版

美国高等教育通史　　　　　　　　[美]亚瑟·科恩
知识社会中的大学　　　　　　[英]杰勒德·德兰迪
大学之用（第五版）　　　　　　[美]克拉克·克尔
营利性大学的崛起　　　　　　　[美]理查德·鲁克
学术部落与学术领地：知识探索与学科文化

[英]托尼·比彻，保罗·特罗勒尔

美国现代大学的崛起　　　　　[美]劳伦斯·维赛
教育的终结——大学何以放弃了对人生意义的追求

[美]安东尼·T.克龙曼

世界一流大学的管理之道——大学管理研究导论

程　星

后现代大学来临？

[英]安东尼·史密斯　弗兰克·韦伯斯特

大学之道丛书

市场化的底限　　　　　　　　　[美]大卫·科伯
大学的理念　　　　　　　　　　　[英]亨利·纽曼
哈佛：谁说了算　　　　　　　[美]理查德·布瑞德利
麻省理工学院如何追求卓越　　[美]查尔斯·维斯特
大学与市场的悖论　　　　　　　[美]罗杰·盖格
高等教育公司：营利性大学的崛起

[美]理查德·鲁克

公司文化中的大学：大学如何应对市场化压力

[美]埃里克·古尔德 40元

美国高等教育质量认证与评估

[美]美国中部州高等教育委员会

现代大学及其图新　　　[美]谢尔顿·罗斯布莱特
美国文理学院的兴衰——凯尼恩学院纪实

[美]P.F.克鲁格

教育的终结：大学何以放弃了对人生意义的追求

[美]安东尼·T.克龙曼

大学的逻辑（第三版）　　　　　　　　　张维迎
我的科大十年（续集）　　　　　　　　　孔宪铎
高等教育理念　　　　　　　　[英]罗纳德·巴尼特
美国现代大学的崛起　　　　　[美]劳伦斯·维赛
美国大学时代的学术自由　　[美]沃特·梅兹格
美国高等教育通史　　　　　　　[美]亚瑟·科恩
美国高等教育史　　　　　　　　[美]约翰·塞林
哈佛通识教育红皮书　　　　　　　　　哈佛委员会

高等教育何以为"高"——牛津导师制教学反思

[英]大卫·帕尔菲曼

印度理工学院的精英们　　　[印度]桑迪潘·德布
知识社会中的大学　　　　　　[英]杰勒德·德兰迪
高等教育的未来：浮言、现实与市场风险

[美]弗兰克·纽曼等

后现代大学来临？　　　　　　[英]安东尼·史密斯等
美国大学之魂　　　　　　　[美]乔治·M.马斯登
大学理念重审：与纽曼对话

[美]雅罗斯拉夫·帕利坎

学术部落及其领地——当代学术界生态揭秘（第二
版）　　　　　[英]托尼·比彻　保罗·特罗勒尔
德国古典大学观及其对中国大学的影响（第二版）

陈洪捷

转变中的大学：传统、议题与前景　　　　郭为藩
学术资本主义：政治、政策和创业型大学

[美]希拉·斯劳特　拉里·莱斯利

21世纪的大学　　　　　　　[美]詹姆斯·杜德斯达
美国公立大学的未来

[美]詹姆斯·杜德斯达　弗瑞斯·沃马克

东西象牙塔　　　　　　　　　　　　　　孔宪铎
理性捍卫大学　　　　　　　　　　　　　眭依凡

学术规范与研究方法系列

社会科学研究方法100问　　　　[美]萨尔金德
如何利用互联网做研究　　　　[爱尔兰]杜恰泰
如何撰写与发表社会科学论文：国际刊物指南

蔡今忠

如何查找文献（第二版）　　　　[英]萨莉·拉姆齐
给研究生的学术建议　　　　　[英]戈登·鲁格 等
社会科学研究的基本规则（第四版）

[英]朱迪斯·贝尔

做好社会研究的10个关键

[英]马丁·丹斯考姆

如何写好科研项目申请书

[美]安德鲁·弗里德兰德 等

教育研究方法（第六版）

[美]梅瑞迪斯·高尔 等

高等教育研究：进展与方法

[英]马尔科姆·泰特

如何成为学术论文写作高手　　　　　[美]华乐丝
参加国际学术会议必须要做的那些事

[美]华乐丝

如何成为优秀的研究生　　　　　　　[美]布卢姆